AF241028

COMMENT

ON DEVIENT

HOMŒOPATHE

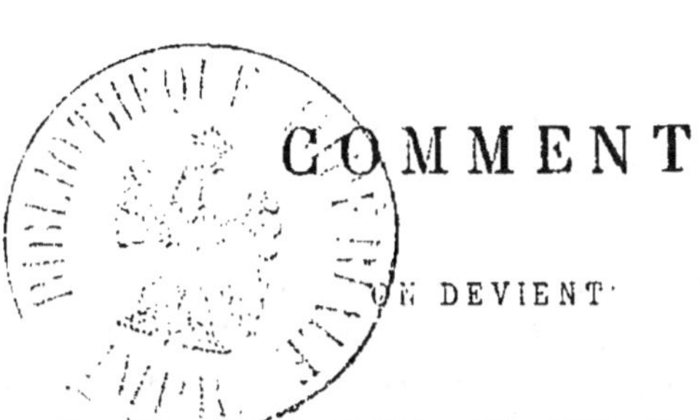

OUVRAGES DU MÊME AUTEUR:

SYSTÉMATISATION PRATIQUE DE LA MATIÈRE MÉDICALE HOMŒOPATHIQUE. Paris, 1853, in-8, de 600 p.   8 fr.

Cet ouvrage comprend : 1° des considérations générales de l'ordre le plus élevé sur l'action physiologique et thérapeutique des médicaments; 2° une classification essentiellement pratique de ces derniers, fondée sur leurs rapports pathogénétiques; 3° enfin, l'histoire des applications thérapeutiques de chacun d'eux depuis l'antiquité jusqu'à nos jours, mise en regard des applications qu'en font aujourd'hui les homœopathes.

TRAITÉ HOMOEOPATIQUE DES MALADIES AIGUES ET MALADIES CHRONIQUES DES ENFANTS. *Deuxième édition*, revue et augmentée. Paris, 1856, in-12 de 416 p.   4 fr. 50

Imprimerie de L. TOINON et CIE, à Saint-Germain

COMMENT

ON DEVIENT

HOMŒOPATHE

PAR

Le Dʳ Alphonse TESTE

Ancien président de la Société médicale homœopathique de France

> Il faut presque du génie pour comprendre le génie.
>
> MONTAIGNE.

PARIS

J. BAILLIÈRE ET FILS

LIBRAIRES DE L'ACADÉMIE IMPÉRIALE DE MÉDECINE

Rue Hautefeuille, 19

LONDRES	MADRID	NEW-YORK
HIPPOLYTE BAILLIÈRE	C. BAILLY-BAILLIÈRE	BAILLIÈRE BROTHERS

LEIPZIG, E. JUNG-TREUTTEL, QUERSTRASSE, 10

1865

A

M. LE PRINCE PIERRE GAGARINE

A ODESSA

Mon cher Prince,

En écrivant ce petit livre j'ai bien des fois pensé à vous ; bien des fois je me suis rappelé nos bonnes et intimes causeries sur l'homœopathie, que vous comprenez si bien et que vous propagez avec tant de zèle.

Permettez-moi donc d'inscrire ici votre nom comme témoignage de la grande estime que j'ai pour vous et du prix extrême que j'attache à votre amitié.

Alph. TESTE.

Paris, 25 octobre 1864.

COMMENT

ON DEVIENT

HOMŒOPATHE

———

Finira-t-elle un jour par prévaloir dans le monde médical cette pauvre doctrine de Samuel Hahnemann, tant méprisée, tant bafouée, tant ridiculisée depuis plus d'un demi-siècle? Non-seulement je l'espère, mais je n'en saurais plus douter.

Si, en effet, l'on parvient à pénétrer la pensée intime des maîtres les plus accrédités de l'école officielle, on reconnaît aisément que la plupart d'entre eux admettraient sans répugnance le *similia similibus*, principe fondamental de l'homœopathie, et que, s'ils le repoussent encore ostensiblement, ce n'est que pour sauver le décorum. Ils protestent, à la vérité et de bonne foi, je le suppose, contre notre posologie, mais, tout en protestant, ils simplifient leurs formules et atténuent leur dosage conformément à nos préceptes.

D'autre part, si tel jeune docteur, tout fier encore de son diplôme acquis d'hier, et plein des illusions de son âge, déclare résolûment qu'il ne croit point et ne croira jamais à l'homœopathie contre laquelle il dé-débite au besoin de ces plaisanteries usées qui ne font plus rire personne, — les vieux praticiens, qui ne savent que trop à quoi s'en tenir sur les ressources thérapeutiques de leur école, mais qui ne se soucient plus de rien apprendre, dégoûtés qu'ils sont de leur métier, disent tout bas et en riant sous cape que, en fin de compte, l'homœopathie ne saurait valoir moins que le *galénisme*, l'*humorisme*, le *solidisme*, le *brownisme*, le *rasorisme*, le *broussaissisme*, etc.

Les gens du monde, qui n'ont aucune raison de se passionner dans le débat, mais que le hasard a rendus témoins de quelques succès des homœopathes, pensent qu'il y a du bon partout, et que, si allopathes et homœopathes parvenaient à s'entendre, le public ne pourrait qu'y gagner.

Pour répondre aux exigences du malade qui veut avant tout être guéri, et qui a entendu vanter les vertus de quelques-uns de nos médicaments, des médecins de l'ancienne école, tout en accablant de leurs railleries notre matière médicale, dont ils n'ont pas lu une ligne, ne laissent pas que d'y puiser à pleines mains, et avec une incroyable audace, sur la foi de simples on dit. Des médicaments oubliés depuis plus d'un siècle, mais justement et uniquement réhabilités par Hahnemann, tels que l'*aconit*, l'*arnica*, etc., ont désormais l'insigne honneur de figurer dans leurs formules. A notre exemple encore, ils prescrivent la *belladone* contre la méningite, ce qui, du point de vue allopathique, devrait leur sembler absurde; mais, *en dépit du sens commun*, la belladone nous réussit, pourquoi ne leur réussirait-elle point? Assurément il ne faudrait demander, ni aux coryphées ni aux comparses de l'allopathie, sur quels principes reposent ces puériles contrefaçons, car pas un ne pourrait le dire; mais elles n'en prouvent pas moins une tendance manifeste.

Enfin les pharmaciens allopathistes qu'inquiète justement la vogue toujours croissante des infinitésimaux, contrefont, de leur côté et à leur manière, les procédés Hahnemanniens; ils inventent les *granules* pour faire pièce aux *globules*, de telle sorte que le public, s'il en croyait les apparences, pourrait s'imaginer que, entre homœopathes et allopathes, il n'y a plus désormais qu'une querelle de mots.

De tout ceci, il résulte que l'abîme qui séparait autrefois la doctrine de Hahnemann de toutes les anciennes doctrines médicales, semble s'être insensiblement réduit aux proportions d'un étroit fossé que le premier venu pourrait à son gré enjamber sans effort. Mais, regardons-y de plus près et défions-nous du mirage. Pour moi l'abîme existe encore et je soutiens que, pour passer d'un bord à l'autre de plein saut, et sans en éprouver ni étonnement, ni trouble, ni défaillance, il faut être doué d'une puissance de conception et d'une absence de préjugés que je déclare n'avoir jamais rencontrées chez personne. Mais on verra dans ce récit de mes impressions personnelles, par quelles successions de circonstances, de faits et de déductions la vérité s'impose. Plus d'un de nos collègues, sans doute, et peut-être aussi plus d'un de nos adversaires reconnaîtront des traits de leur propre histoire dans la mienne. Et si je suis assez heureux pour qu'il en soit ainsi, je n'aurai pas perdu mon temps en écrivant ces pages, car elles auront leur enseignement.

Je suis sceptique par tempérament et chercheur par instinct; la nature m'a fait ainsi. Le docteur Frapart, qui était grand phrénologiste, ne me connaissait encore que très-peu, lorsqu'il me dit un jour, en explorant mon crâne : « Vous avez plus d'aptitude pour les sciences exactes que pour les œuvres de pure imagination; l'*idéalité* vous fait défaut. Vous pourrez devenir un écrivain; vous ne serez jamais ni un artiste ni un poëte. Les facultés qui, dans votre tête, dominent toutes les autres, sont la *causalité* et la *mémoire des faits :* tâchez de vous en servir. » Cet horoscope, tout en me faisant sourire, ne laissa pas que de me surprendre, car il concordait si parfaitement avec ma propre appréciation de moi-même que, dans une certaine mesure au moins, il m'a fait croire au système de Gall.

Si je consigne ici ces détails, qu'on pourra trouver puérils sans que je m'en offense, ce n'est pas, qu'on le sache bien, pour satisfaire à une niaise envie de parler de moi, mais uniquement pour montrer combien je fus et suis encore peu disposé par ma nature à m'enticher de merveilleux. Et cependant, par une apparente contradiction, dont j'ai parfois souffert plus qu'on ne pourrait le penser, une grande partie de ma carrière scientifique fût, sous la pression de circonstances aussi fortuites qu'impérieuses, consacrée à la recherche et à l'examen de phénomènes réputés merveilleux.

Mais qu'est-ce que le merveilleux?

Si l'on entend par là une infraction patente aux lois éternelles de la nature, le merveilleux dès lors est pour moi l'impossible; et je ne crois point au merveilleux, parce que je ne crois point à l'impossible. Mais ces lois de la nature, qu'on admire d'autant plus qu'on les approfondit davantage, qui a la certitude de les connaître assez pour affirmer, *à priori*, que tel fait nouveau qu'on signale leur est contradictoire? Ignorer et apprendre, apprendre encore et ignorer toujours, n'est-ce pas le lot de l'humanité? N'oublions pas d'ailleurs que, dans les conquêtes de l'esprit humain, la constatation des faits a toujours et nécessairement précédé la découverte des lois qui les régissent. Et cependant, tous tant que nous sommes, nous hésitons rarement à rejeter, de prime abord, comme entaché de merveilleux et partant comme impossible, tout ce qui sort plus ou moins du cercle de nos habitudes et de nos connaissances.

Lorsque surgit un fait nouveau, pour peu que sa constatation exige un certain effort d'attention, pour peu surtout que nous éprouvions quelque difficulté à le faire entrer dans la catégorie des faits connus, notre premier mouvement est de le nier jusqu'à ce qu'on nous l'explique, ou, plus souvent encore, jusqu'à ce que, à force de se reproduire, il n'ait plus rien de nouveau pour nous. Alors, notre conviction faite, nous nous étonnons et nous nous irritons même des doutes que nous partagions naguère et qui subsistent autour de nous; tant est juste cette pensée de Montaigne : « Il est aultant de différence de nous à nous-même que de nous à aultruy. »

La croyance au merveilleux n'est plus guère de notre temps : la saine critique en a fait justice. Or, j'aime la saine critique, autrement dit la critique savante; c'est le crible qui sépare la vérité de l'erreur. Mais, pour ne point faillir à sa mission, pour assurer le progrès sans jamais l'entraver, la critique doit se garder, autant que cela est humainement possible, de préjugés et de parti pris. L'étrangeté d'un phénomène, sur lequel elle est appelée à se prononcer, n'est jamais une raison pour qu'elle le repousse sans contrôle, surtout lorsque ce phénomène n'offre rien en soi de contradictoire, et qu'il est attesté par des hommes compétents et dignes de foi. Autrement, bien des réalités nous échapperaient sous le voile du merveilleux, et d'utiles vérités seraient traitées de chimères.

Les premiers hommes qui virent la nuit de petites flammes bleues errer sur le sol d'un cimetière ou à la surface d'un marécage, crurent, ce n'est pas douteux, assister à un prodige. Ils racontèrent en frissonnant ce qu'ils avaient vu : c'étaient des farfadets ou les âmes des trépassés, et on les crut sans peine, je le suppose, parce que les peuples enfants sont crédules. Mais que fût-il arrivé si, confondant avec le fait lui-même l'interprétation fausse qu'on lui donnait, une critique orgueilleuse se fût contentée de nier celui-là, par cette seule raison qu'il était impossible, et sans même prendre la peine d'aller s'assurer *de visu* s'il existait ou n'existait point ? C'est que, pendant bien longtemps peut-être, le plus simple et le plus réel des phénomènes physiques eût passé pour une fable absurde.

Eh bien ! faut-il le dire, ce n'est pas avec moins de

légèreté que la critique médicale de nos jours, si fière et si sûre d'elle-même, a traité et traite encore plus d'une vérité dont l'importance est bien autre, ma foi! que celle des *feux follets*. Quelle prévention, quelle injustice, quelle haine aveugle et sans motifs n'a-t-elle pas montrées, par exemple, à l'égard de Hahnemann et de sa doctrine! Est-il possible que les préjugés et la passion égarent à ce point des hommes intelligents! Serait-ce donc une nécessité que toute grande vérité scientifique comme toute grande vérité morale ne pût briller de tout son éclat et éclairer l'humanité, qu'après avoir subi l'épreuve du martyre? C'est, du moins, ce que semblerait prouver l'histoire de presque tous les hommes de génie et de la plupart des grandes découvertes.

Les médecins qui ont jugé Hahnemann avaient lu, tout au plus, quelques pages de ses livres, et je pourrais certifier au besoin, en me prenant moi-même, hélas! pour exemple, que plusieurs d'entre eux au moins n'en avaient pas lu une ligne. Quant à sa doctrine, loin de l'avoir soumise, comme c'était leur devoir avant de se prononcer sur elle, au contrôle d'une expérimentation régulière et suffisamment prolongée, ils n'en connaissaient que vaguement et par ouï-dire les données générales. Aussi rien de plus misérable et de plus étrangement burlesque que les jugements qu'ils en ont portés et qu'ils en portent encore aujourd'hui.

Et quand je songe que moi aussi, pendant des années, j'ai jugé de cette façon Hahnemann et son école! et que cette opinion que j'avais de l'homœopathie et des homœopathes n'était fondée absolument sur rien ; que je l'avais sottement, à l'exemple de tant d'autres, ramassée toute faite dans le courant bourbeux de la voix publique qui charrie tant de sottises, je sens le rouge de la honte me monter au visage! C'est singulier comme, à l'âge des passions, nous faisons, presque tous, aussi bon marché de la probité que de l'intelligence d'autrui! On en revient, Dieu merci ! et j'en suis la preuve, de ces opinions primesautières et de ces déductions inconsidérées, mais on en revient toujours trop tard ; car « l'expérience, dit un écrivain célèbre, est une flamme qui ne nous éclaire qu'en nous dévorant [1]. »

Les premiers médecins homœopathes avec lesquels le hasard me mit en relation, furent, dans l'ordre suivant : Frapart, Giraud et Pétroz.

Frapart avait, à l'époque où je fis sa connaissance (1841), près du double de mon âge; il approchait de la cinquantaine. Mais il conservait, sous ses cheveux grisonnants et toujours ébouriffés, l'œil ardent, l'activité d'esprit, la verdeur morale et peut-être aussi quelques-unes des illusions de l'adolescence. C'était

---

1. M. Guizot. *Mémoires pour servir à l'histoire de mon temps.*

l'apôtre chevaleresque du progrès en tout genre et en
toute matière. Phrénologiste, magnétiseur, homœopathe; rêvant tour à tour réforme sociale, moteur
électrique, navigation aérienne; plus savant qu'é-
rudit (sa mémoire était médiocre, et souvent, comme
il nous le disait dans son langage pittoresque, son
cerveau mâchait à vide); mais observateur attentif,
patient et fin; homme de lutte par-dessus tout — c'é-
tait un rude jouteur, — écrivain serré, logique et
mordant (ses *Lettres sur le magnétisme* sont d'un polé-
miste de premier ordre), Frapart joignait à ces facultés brillantes le culte du vrai, et, par contre, une
sainte horreur du mensonge. Austère dans sa vie pri-
vée, pauvre et fier de sa pauvreté comme un riche de
sa fortune, vivant de peu pour être sûr, comme il le
disait, de vivre indépendant, il prêchait despotique-
ment l'égalité, tout en se reconnaissant peu d'égaux.
Son intérieur était une sorte de république spartiate,
où tout le monde mangeait à la même table et au besoin le brouet noir, mais dans laquelle il n'eût pas
fait bon lui contester la dictature. On le trouvait en
toute circonstance d'une véracité minutieuse et d'une
loyauté candide; droit jusqu'à la raideur; franc jusqu'à l'impolitesse; enfin, car il faut tout dire, orgueilleux de son esprit presque jusqu'à la sottise.

Ce singulier mélange de qualités et de défauts faisait du docteur Frapart un type des plus originaux,

et que n'oublieront jamais ceux qui l'ont connu. On l'aimait tel qu'il était, peut-être à force de l'estimer; car, bien qu'il fût, au fond, affectueux et serviable, son humeur ombrageuse le rendait peu maniable et difficile à vivre. Il lui manquait la tolérance et il était malaisé de l'aborder sans se heurter aux aspérités de sa vertu.

Frapart avait été l'ami de Broussais et se vantait, ce qui était la vérité pure, comme je m'en suis assuré depuis, d'avoir amené ce grand réformateur à faire, pour son propre compte, pendant le cours de la maladie à laquelle il finit par succomber, et cela durant quatre mois consécutifs, l'essai de la médication homœopathique: ce qui tout simplement me révoltait. Broussais, le fondateur et le chef intraitable de l'école physiologique, le porte-drapeau du matérialisme, m'eût, dans ce temps-là, moins étonné, j'en suis certain, en espérant sa guérison d'une neuvaine ou d'un pèlerinage, qu'en s'administrant des globules. Et cependant, je le répète, le fait était exact, la parole seule de Frapart n'aurait pas dû m'en laisser douter, — et je m'y reporte aujourd'hui sans en éprouver la plus légère surprise; car, en homme de génie qu'il était, Broussais avait juste ce qu'il fallait pour comprendre Hahnemann du premier coup.

Mais, si Frapart avait à son service des raisons assez puissantes et assez péremptoires pour qu'elles aient convaincu Broussais, pourquoi dédaignait-il d'en faire usage avec nous, ses intimes, au lieu de nous ennuyer ou de nous impatienter, comme il le faisait si souvent, par les récits naïfs, et sans preuves à l'appui, des cures, fantastiques pour nous, qu'il prétendait devoir aux infinitésimaux ?

Les infinitésimaux ! voilà tout ce que je connaissais de l'homœopathie, parce que c'était là l'unique point qu'on m'en eût montré, sans me l'expliquer, et ce premier point me paraissait tellement absurde, tellement extravagant, que je n'éprouvais pas le moindre désir d'en apprendre davantage. Combien pourtant il eût été facile à Frapart de triompher de mes préventions et de me faire toucher du doigt une réalité, à la place du fantôme ridicule qu'il s'obstinait à me laisser voir, et dont les continuelles exhibitions finissaient par m'inspirer un invincible dégoût. J'étais avide de ses paroles, et il me consacrait volontiers ses loisirs : qu'est-ce qui l'eût, par exemple, empêché de me parler ainsi :

« Vous me connaissez et vous avez confiance en moi, parce que vous me connaissez. Je ne suis ni un fourbe ni un niais, vous le savez de reste. Malade depuis plus de vingt ans [1], j'ai frappé à toutes les

---

1. Frapart était atteint d'une affection organique du cœur, qu'il savait parfaitement n'être point guérissable, et qui, en effet, malgré l'emploi des médicaments les mieux choisis et le régime le plus rigoureux, finit par l'emporter.

portes pour obtenir, non point une guérison impossible, mais du soulagement ; l'homœopathie seule m'en a donné ; je lui dois le peu de santé qui me reste. Enfin, après en avoir bien et dûment constaté personnellement les effets, voilà plusieurs années que je la pratique, sans cesser de m'en applaudir, et cela seul devrait vous porter à croire qu'elle n'est ni une jonglerie ni une absurdité.

» Qu'est-ce donc qui vous choque dans ses principes ? Est-ce la loi de similitude ? Elle est vieille comme la médecine : Hippocrate la formule ; Paracelse, en l'enveloppant de mystère, en fait le fond de sa doctrine ; Stahl s'y arrête avec complaisance ; beaucoup d'autres y reviennent après lui ; Jenner en fait, dans la *vaccine*, une application curieuse mais exceptionnelle. Enfin, si, pendant vingt-cinq siècles, cette loi de similitude est restée lettre morte, c'est que son application nécessitait préalablement l'expérimentation physiologique de plusieurs centaines de médicaments : œuvre immense, colossale, qui est et qui restera toujours, comme vous le comprendrez plus tard, la grande gloire de Hahnemann.

» Serait-ce donc, par hasard, que vous regretteriez la polypharmacie, — les formules magistrales et officinales, — les mélanges aux cent drogues dont l'action de pas une n'était connue, et qui, souvent et heureusement peut-être, se neutralisaient récipro-

quement dans ces monstrueux mélanges? Dans ce cas,
mon cher ami, prenez-en votre parti, car Broussais,
— et c'est là le seul vrai service qu'il ait rendu à la
médecine, — Broussais a fait justice de ces énormités,
et plus rien ne subsite aujourd'hui de l'ancienne,
pour ne pas dire ignoble, pharmacopée de nos
pères.

» Vous parlerai-je maintenant de la théorie de la
psore? A quoi bon? C'est pourtant une grande question que celle qui embrasse l'hérédité des maladies,
les transformations qu'elles peuvent subir en passant
d'une génération à une autre, etc., etc. Mais comme,
en définitive, on peut devenir homœopathe, sans accepter explicitement la doctrine de la psore, telle que
Hahnemann l'a conçue, ne vous en préoccupez pas
quant à présent; et faites-en, si bon vous semble, une
question réservée.

» Reste donc la question des doses infinitésimales,
complément nécessaire de la loi de similitude : question
capitale, délicate, un peu abstraite peut-être, mais
au fond beaucoup moins impénétrable que vous ne le
supposez.

» La peste, le choléra, la fièvre jaune, la fièvre des
marais, la variole, la scarlatine, la coqueluche, le
croup, etc., en un mot toutes les épidémies; je dirai
plus, toutes les maladies, à l'exception de celles qui
résultent de causes physiques, chimiques ou trauma-

tiques, sont chacune le produit d'un *miasme*. Mais,
qu'est-ce qu'un miasme, sinon un agent matériel,
sui generis, divisé, raréfié, *dynamisé* par la nature;
d'une incomparable subtilité, aussi insaisissable et impondérable que l'électricité qui lui sert peut-être de
véhicule : bref, *un miasme est un agent infinitésimal*.
Et ceci, remarquez-le bien, presque personne ne le
conteste, parce que ce n'est guère contestable, et, ce
qui est plus fort, presque personne ne s'en étonne, par
la grande raison, direz-vous, que presque personne
n'y pense; mais aussi parce que l'on ne saurait s'étonner de ce qu'on voit tous les jours. Or, c'est en méditant sur ces phénomènes que Hahnemann, le grand
penseur, en vint sans doute à se dire : *Au principe infinitésimal morbifique, c'est un agent infinitésimal curatif
qu'il est nécessaire d'opposer;* magnifique conception,
admirable théorie! mais qui n'était qu'une théorie;
car, où trouver dans la nature le *similaire d'un miasme,*
et s'il existait, comment le saisir! Eh bien ! ce grand
problème, Hahnemann l'a résolu.

» Si, conformément aux plates et irritantes plaisanteries, qui, depuis beaucoup trop longtemps, tiennent
lieu d'arguments à nos détracteurs, il s'était avisé,
pour atténuer ses agents thérapeutiques, de jeter un
grain de ceux-ci dans le courant d'un fleuve ou dans
une cuve de véhicule, on aurait pu dire avec raison
que le fondateur de l'homœopathie n'était qu'un illu-

miné ! Mais Hahnemann n'était pas homme à entacher
sa gloire d'une aussi monstrueuse ineptie. Les procédés
que, pour atteindre à son but, il employa et dont il
ne dut peut-être la découverte qu'à un heureux hasard, mais à un de ces hasards que les hommes de sa
trempe ont seuls le privilége de rencontrer, sont aussi
simples qu'ingénieux. Je ne vous les décrirai point;
vous les trouverez partout; et vous verrez que c'est
en passant successivement par des milieux inertes,
mais auxquels il se mélange par la trituration, ou la
succussion, de la façon la plus intime, que le médicament se raréfie et se subtilise, à l'égal des effluves
toxiques qui se dégagent de certaines plantes, de certaines matières animales, ou de certains détritus.
Comment cela se fait-il? Pourquoi en est-il ainsi? Les
impondérables jouent-ils un rôle dans ces manipula-
tions successives? C'est ce que j'ignore absolument.
Tout ce que je puis affirmer, c'est que le médicament,
traité de cette façon, acquiert une diffusibilité et une
promptitude d'action sur l'organisme qu'il ne possédait point sous sa forme primitive; c'est que telle
substance, inerte à son état naturel, peut devenir
ainsi un précieux médicament.

» Mais, à présent, mes bons amis, donnez-vous la
peine d'étudier et d'expérimenter vous-mêmes et tâchez
de voir par vos yeux. Lisez surtout Hahnemann, li-
sez-le et relisez-le sans cesse : il vous apprendra, en

quelques jours, plus de vérités que ne vous en ont jusqu'à présent enseigné tous vos maîtres. »

Eh bien ! oui, j'en suis certain, si, avec la confiance
qu'il m'inspirait, avec l'autorité que lui donnaient sur
moi son âge, ses talents et son caractère, Frapart
eût bien voulu m'exprimer ces simples idées qui,
d'ailleurs, eussent pris dans sa bouche une forme
tout autrement saisissante, il m'eût vivement impressionné. Je ne dis pas qu'il eût, tant s'en faut, déterminé ma conviction, — une conviction, chez les natures telles que la mienne, ne se fait pas en un jour;
— mais il m'eût donné le désir de voir et m'eût appris à voir sans prévention.

Malheureusement, l'insinuation était rarement son
fait. Entouré qu'il était de pauvres diables qu'il pro-
tégeait à sa façon, qui le flattaient à tout propos et dont
il était l'idole, il était trop habitué à être cru aveuglément sur parole pour se donner jamais la peine de
démontrer quoi que ce fût. « Je crois à l'homœopathie,
donc vous devez y croire. Que m'importe, d'ailleurs,
que vous y croyiez ou que vous n'y croyiez pas; elle
n'a que faire de vous pour vivre, etc. » Telle était ou
peu s'en faut la forme habituelle de sa propagande
qui, on le croira sans peine, faisait peu de prosélytes.
Aussi, mon opinion sur Frapart, après deux ans d'une
assez grande intimité, aurait-elle pu se traduire ainsi :
Frapart est un homme de bien et un homme d'es-

prit ; un caractère élevé, taillé à l'antique ; mais, comme beaucoup d'autres hommes, à certains égards supérieurs,... il a son grain de folie.

Je ne sais plus au juste en quelle année je fis la connaissance de Giraud. Ce fut lui qui me convertit à l'homœopathie (je dirai ci-après comment), ce qui fait que je garderai toujours un bon souvenir des rares et courtes relations que j'ai eues avec lui.

Une jeune femme de la province, atteinte d'une *métrite chronique*, pour laquelle elle avait déjà subi cinq ou six années de traitement, avait, sans grand profit pour elle, je dois l'avouer, passé des mains de Lisfranc dans les miennes. Il y avait environ deux mois que je lui donnais mes soins, lorsque, bien convaincue de n'éprouver aucune amélioration, à bout de patience, en désespoir de cause, elle prit un beau jour le parti de se confier à un homœopathe. Je ne sais qui lui avait indiqué Giraud ; elle m'en parla. « Va pour Giraud, lui. répondis-je ; » ajoutant à part moi : « Tous les homœopathes se valent. » Et je m'offris de la conduire moi-même chez le docteur Giraud, ce qu'elle accepta.

Giraud me parut fort convenable, tout homœopathe qu'il fût. Il était impossible d'avoir un extérieur plus simple, un parler plus naturel, une physionomie plus honnête. Il écouta avec attention le résumé que je lui fis des antécédents de sa nouvelle cliente ; puis, à son tour, il l'explora et l'interrogea longuement, bien longuement, me sembla-t-il. Enfin il lui fit une prescription très-courte, sur laquelle je ne daignai pas même jeter les yeux, et lui recommanda de s'abstenir de café, de thé, de condiments, de vin pur, de salade et de parfums. Cinq jours après, nous devions nous retrouver ensemble chez la malade, aux Néothermes, à dix heures du matin. Nous fûmes exacts au rendez-vous : la malade allait mieux, mais sensiblement mieux. « Bon ! me dis-je, il faut croire que je la traitais bien mal, puisque, pour améliorer son état, il ne s'agissait que de ne pas la traiter du tout. Combien de fois, depuis vingt ans, n'ai-je pas, en pareille occurrence, entendu ce beau raisonnement !

Nous sortîmes ensemble, Giraud et moi, et, chemin faisant, car nous allions du même côté, il entreprit ma conversion, mais, sans doute d'une façon maladroite et qui, loin de me persuader, ne fit pour ainsi dire qu'irriter mon incrédulité. En général, les homœopathes convaincus de vieille date ont le tort d'oublier leurs anciennes répugnances et de ne pas tenir assez compte des préjugés de ceux qu'ils veulent gagner à leur doctrine. Ils prennent trop à la lettre ce paradoxe de Fontenelle : « La vérité est un coin qu'il faut faire entrer par le gros bout. » Quoi qu'il en fût, au reste, des arguments de Giraud, un autre, moins prévenu et de meilleure composition que je ne l'étais, aurait été forcé d'avouer que sa médication était bonne et ne consistait pas, comme je le supposais, dans une pure expectation, car mon ex-malade se rétablissait à vue d'œil. Mais n'était-ce pas là tout uniment le résultat de son régime? Hélas! non, puisque le régime, prescrit par mon confrère, était précisément celui que lui avaient conseillé tous ses anciens médecins et qu'elle suivait depuis cinq ans. Je me voyais donc au pied du mur, obligé de me rendre, et dans la nécessité de convenir....... Eh bien! non, je ne convins de rien. En trois mois, tout au plus, notre malade était entièrement guérie; mais, loin d'attribuer cette guérison à la médication homœopathique, je trouvai plus rationnel d'en glorifier la seule nature.

Il y avait déjà longtemps que j'avais perdu de vue le docteur Giraud, lorsque, au mois de janvier ou de février 1844, je vis pour la première fois Pétroz. Nous devions nous rencontrer auprès du lit d'une jeune dame, fort gravement malade, dont il était le médecin, et pour laquelle, par suite de circonstances spéciales qu'il serait superflu de rapporter ici, il avait demandé mon intervention. Mais, comme les adversaires de l'homœopathie sont toujours prêts à supposer que nous n'avons affaire qu'à des niais ou à des ignorants, il est bon de faire connaître dans quel milieu ceci se passait. Le père de la malade, conseiller en cassation, était une des lumières de la magistrature ;

son oncle, un jeune pair de France, orateur distingué,
instruit et avide de savoir, spirituel et sceptique, et qui,
peut-être, aujourd'hui, serait comblé d'honneurs sans
l'âpre ostentation de sa foi politique; sa mère, le
modèle des mères, une femme adorable, unique,
supérieure entre toutes les femmes; joignant à toutes
les qualités du cœur tous les charmes de l'esprit,
ayant tout appris et sachant tout, voire même la médecine mieux que plus d'un médecin. Des savants en
tout genre, des magistrats, les orateurs en renom des
deux chambres, des historiens célèbres, des artistes,
des poëtes et des gens de lettres, comme Rossini,
Eugène Delacroix, Alfred de Musset, son frère Paul,
le charmant conteur, Paul de Molènes, etc. Tels étaient
les habitués et les intimes de la maison. Il n'y eut
peut-être jamais, dans Paris, centre plus intelligent.
Eh bien! tous ces gens-là étaient littéralement en-
sorcelés d'homœopathie : pour eux Pétroz était un
dieu!

On conçoit qu'ici mon rôle d'incrédule ne pouvait
être bien brillant et que ce que j'avais de mieux à faire
était de me tenir sur la réserve, mon drapeau dans ma
poche, et de garder pour moi seul mes convictions
négatives. Mais combien il me tardait de voir, en chair
et en os, le personnage surhumain, sans aucun
doute, qui, dans une telle maison, avait pu devenir
l'objet d'une semblable idolâtrie! Je m'étais trouvé,

comme de raison, le premier au rendez-vous. Mais, juste à l'heure convenue, on sonna : c'était Pétroz.

J'avoue que je ne pus me défendre d'un sentiment de respect, à la vue de cet imposant vieillard (Pétroz avait alors 62 ou 63 ans). C'était, au physique, le type idéal et par excellence du médecin : magnifique prestance, noble et beau visage tout empreint de bonté, front rayonnant d'intelligence, un de ces fronts devant lesquels tout phrénologiste (et je l'étais un peu) se sent prêt à s'incliner. Pétroz qui avait lu de moi plusieurs écrits, pour lesquels il voulait bien témoigner quelque estime, me fit l'accueil le plus cordial. Nous causâmes assez longtemps, bien qu'il fût, à cette époque, excessivement occupé. Puis, nous fîmes ensemble l'examen de sa malade et je fus tout d'abord frappé de sa pénétration, de son coup d'œil, en un mot, de son habileté pratique. Il y avait d'ailleurs, dans ses procédés d'investigation, quelque chose qui sortait entièrement de mes habitudes. Non-seulement il explorait avec grande attention les organes qui étaient le siége apparent de la maladie, mais il s'enquérait minutieusement de l'état de tous les autres organes et de fonctions qui, véritablement, ne me paraissaient avoir aucun rapport avec elle. Les plus vagues symptômes semblaient avoir à ses yeux leur valeur propre et il les énonçait comme s'il leur eût trouvé un sens. Il interrogeait la malade sur la nature

de ses douleurs, sur ses dispositions morales, ses
désirs, ses appétences et ses dégoûts, en un mot sur
ses moindres sensations, dont parfois il précisait les
nuances, avec une sagacité et un bonheur d'expression
qui me surprenaient et souvent beaucoup mieux
qu'elle-même ne parvenait à le faire. Puis, cette sorte
d'analyse achevée, il procédait à la synthèse; c'est-à-
dire que de la réunion de tous ces menus symptômes
dont, pour ma part, j'aurais certainement négligé le
plus grand nombre, il se formait, disait-il, l'image
exacte de la maladie; sorte d'entité pathologique,
que je n'aurais su ni dénommer ni mettre à sa vraie
place dans nos vieux cadres nosologiques; mais
dont il prétendait déduire, presque avec certitude,
le choix du médicament le plus propre à hâter la
guérison.

Tout ceci m'intriguait fort, et je me demandais, avec
une sorte d'anxiété, en regardant et en écoutant Pétroz,
si je n'avais sous les yeux qu'un vieux médecin à
manies ou si réellement je devais voir en lui un
homme en possession d'une méthode neuve et savante.

Le lendemain, croyant comprendre, je me hasardai
à lui dire : « Le médicament que vous cherchez,
monsieur Pétroz, et que doit vous suggérer ce que
vous nommez l'image complète de la maladie, ce médicament, si je ne me trompe, serait un spécifique? »

— « Oui et non, me répondit-il de cette voix pleine et magistrale que nous nous rappelons tous et que je crois entendre encore, un spécifique contre l'état actuel, non contre la maladie. » — Ceci pour moi n'était pas clair, et Pétroz, qui s'en aperçut sans doute à l'expression de mon visage, s'empressa d'ajouter : « Cela veut dire tout simplement, qu'un seul médicament ne suffit presque jamais, bien que cela ait lieu quelquefois, pour guérir une maladie grave. Si donc le mot *spécifique* vous offusque, dites *modificateur*. Or, messieurs les médecins de l'école de Paris, ce qui vous manque et ce que nous avons, ce sont des modificateurs. Et voilà pourquoi, soit dit sans vous offenser, continua-t-il en baissant la voix et en me prenant le bras amicalement, vous faites presque toujours de si mauvaise besogne. »

Il faut croire que ces paroles, au fond si simples, m'avaient impressionné, car elles me sont restées dans l'esprit et j'ai la certitude que je viens de les reproduire sans la plus légère altération : « Vous n'avez que trop raison, monsieur Pétroz, lui dis-je à l'instant où nous allions nous quitter, nous n'avons pas de modificateurs ; nos médicaments ne méritent pas ce nom ; nous n'avons que des *perturbateurs*. Mais comptez-vous assez sur les vôtres pour espérer guérir notre pauvre malade ? Je confesse que pour moi ce serait une partie perdue ? » — « Je ne réponds de rien, » répliqua Pétroz, et nous nous séparâmes [1].

Le lendemain, les jours suivants, puis, plus tard, deux ou trois fois la semaine, nous nous retrouvions à heure dite.

Cependant, après un mois de douloureuses alternatives, l'état de notre malade s'était, contre mes prévisions, de beaucoup amélioré. J'en notais, jour par jour, les lentes mais incontestables transformations. Il est clair qu'une affection moins grave mais plus aiguë et partant à marche plus rapide, aurait laissé, quant à l'influence du traitement, moins de prise à mes doutes; car, personne ne le sait mieux que moi, les médecins peuvent être dupes de singulières illusions, touchant les effets des remèdes qu'ils prescrivent, s'ils oublient un instant de tenir compte de ce que les anciens nommaient *la force médicatrice de la nature.* Or c'est surtout dans les maladies chroniques, quelque intensité de symptômes qu'elles présentent, qu'il est parfois bien difficile de faire la part de cette force inhérente à tous les corps vivants et celle des moyens qu'on met en œuvre pour lui venir en aide.

1. Je regrette qu'un sentiment de délicatesse, peut-être exagérée, m'ait empêché de faire ici l'histoire de cette formidable maladie. Mais la malade et tous les siens sont encore de ce monde, Dieu merci ! leur amitié m'est bien chère, et j'ai quelques raisons de penser que, malgré les dix-sept ou dix-huit ans qui se sont écoulés depuis l'époque dont il s'agit, les détails dans lesquels j'aurais été forcé d'entrer (car je sais qu'ils liront ces pages) leur auraient été pénibles, même encore aujourd'hui.

Je dois dire néanmoins que, dans le cas dont il s'agit, certaines particularités, quelquefois très-saillantes, venaient de temps en temps attester énergiquement l'intervention d'un agent curatif très-distinct des réactions spontanées de l'organisme. Plus d'une fois, par exemple, un symptôme insolite, tel qu'un accès d'odontalgie, l'agglutination subite des paupières, un prurit incommode à telle ou telle partie du corps, etc., etc., apparaissait à point nommé, ayant été prédit la veille, comme chose possible sinon probable et dans laquelle nous devions voir un avertissement de suspendre le médicament en voie d'administration. Force m'était donc de reconnaître l'action de ces modificateurs dont m'avait parlé Pétroz. Et cependant, ces modificateurs quels étaient-ils, grand Dieu! De la *chaux carbonatée*, autrement dit du marbre *à la trentième dilution!* du *soufre*, de la *silice*, du *lycopode* (une poudre inerte!) à la même dilution! Et le mal, auquel on opposait de tels remèdes, était si grave que j'en avais désespéré, et le médecin qui les prescrivait était incontestablement un homme instruit, un praticien consommé. C'était à confondre et, par instant, il me semblait assister à une fantasmagorie qu'à certains égards il m'était impossible de ne pas prendre au sérieux, et dans laquelle pourtant je me sentais honteux de jouer un rôle.

« Eh! monsieur Pétroz, m'écriai-je un jour, il y a

des millions de fois plus de carbonate de chaux dans
un verre d'eau de la Seine, des millions de fois plus
de silice dans un verre de vin blanc qu'il n'entre de
ces deux substances dans les potions où vous les
prescrivez. »

« Eh! c'est possible, répliqua Pétroz, sans s'émou-
voir de l'apostrophe. Mais qui vous assure que ces
deux substances existent dans nos potions, au même
état où on les trouve, l'une dans l'eau de la Seine,
l'autre dans le vin blanc? Défions-nous de nos jugements, mon cher confrère, dès qu'il s'agit des infiniment petits comme des infiniment grands, car les lois
qui les régissent se dérobent également et au même
titre à notre esprit borné. Depuis quand soup-
çonne-t-on le rôle immense que les impondérables
jouent dans l'univers? Depuis un siècle à peine, et,
c'est depuis quelques années seulement que nous
commençons à entrevoir l'immense parti qu'on en
pourra tirer. Demandez au chimiste le plus habile de
déterminer, à l'aide de ses réactifs, quelle différence
existe entre une lame aimantée et une lame non
aimantée. Il aura beau faire, il n'en trouvera aucune.
Or, la manipulation toute particulière de nos médicaments homœopathiques ne produirait-elle point, à
notre insu, quelque phénomène électro-magnétique
qui serait la vraie cause de leur puissance? Je n'en
sais absolument rien; mais je ne me sentirais aucune

répugnance à l'admettre [1]. Contentons-nous donc,
croyez-moi, de constater les faits que la nature met
à notre portée. L'explication en viendra plus tard.....
si elle doit venir jamais. »

En fin de compte, le mieux se soutenait et se con-
solidait chez notre jeune malade; tant et si bien que
le jour de la guérison ne se fit plus guère attendre et
que ce fut pour Pétroz une véritable ovation, une des
ovations auxquelles il semblait d'ailleurs accoutumé.
Lui et moi nous nous serrâmes la main en nous quittant. Il m'avait témoigné beaucoup de sympathie et
l'estime qu'il m'inspirait allait jusqu'à la vénération.
« Voilà certes un homme d'honneur, me disais-je,
car jamais la nature n'a coulé d'imposteur dans un
semblable moule. C'est en outre, homœopathie à
part, un médecin de premier ordre. Comment donc
concilier son caractère et son savoir avec sa foi en
des billevesées? Je sais que la nature offre parfois le
bizarre assemblage d'une intelligence supérieure et
d'une crédulité puérile. Mais si pourtant l'homœopathie était une réalité? Suis-je en droit d'affirmer le
contraire, parce que le rationalisme, la condamne?
Eh! qu'est-ce donc que le rationalisme sinon la doctrine terre à terre du *sens commun*, autrement dit celle
des hommes médiocres qui, formant la majorité dans

----

1. Pétroz revenait souvent à cette idée.

le monde, y tranchent toutes les questions, même les plus délicates, en les abaissant à leur niveau et, le cas échéant, se posent impudemment en arbitres du génie? Que de choses absurdes en apparence ont cessé de l'être avec le temps! Et s'il devait un jour en arriver ainsi de l'homœopathie? N'est-il pas honteux à moi de la juger sans la connaître? » Et, avant de rentrer chez moi, j'allai faire l'acquisition de la *Matière médicale pure* de Hahnemann.

En 1844, cet ouvrage, dont la publication remontait pourtant déjà à près de dix ans, n'était encore que très-peu répandu. L'éditeur s'en plaignait : « C'est un bon livre, disait-il, les hommes compétents l'affirment, mais je crains que ce ne soit pour moi une assez méchante affaire [1]. » Six ou sept cents exemplaires au plus s'en étaient écoulés, achetés la plupart par des disciples de Hahnemann, des gens du monde, des curieux, des bibliophiles étrangers aux sciences médicales, très-peu par des médecins. Il n'y en avait donc, parmi ces derniers, que deux ou trois cents au plus qui eussent à leur disposition le seul ouvrage dans lequel on pût sérieusement étudier la matière médicale homœopathique. Encore l'avaient-ils lu? l'avaient-ils compris? ne s'étaient-ils point découragés avant la dixième page? Toutes questions qu'il

1. L'édition a cependant fini par s'épuiser, mais avec beaucoup de lenteur.

2.

est permis de se faire. Mais, ce qu'il y a de très-positif, c'est que, sur les quinze mille médecins français, quatorze mille sept cents au moins ne savaient pas le premier mot de l'homœopathie, ce qui ne les empêchait pas d'en parler « d'estoc et de taille, » comme dit Sosie, répétant pour Alcmène le récit de la bataille de Thélèbe, de la juger en dernier ressort, et finalement de se prononcer résolûment contre elle. La vieille et savante Allemagne serait-elle donc en droit de nous accuser d'être un peuple léger ?

La première chose qui me frappa, quand j'ouvris le livre, ce fut le nom du traducteur J.-L. Jourdan, membre de l'Académie royale de médecine. Ce nom m'était une garantie de la valeur scientifique de l'œuvre de Samuel Hahnemann. Je n'avais jamais eu de rapports personnels avec Jourdan ; mais je le connaissais pour un homme de grand mérite, un savant consciencieux, travailleur infatigable, plus philosophe que médecin, n'appartenant à aucune coterie, et incapable, à tous égards, de se faire aveuglément le coryphée d'une doctrine quelconque ; ce qui naturellement devait donner à mes yeux un grand poids à son jugement touchant l'homœopathie.

La préface de sa traduction, qui porte le sceau de son esprit honnête et réservé, commence par une phrase qui, tout d'abord, me mit en garde contre mes propres préventions. Cette phrase est ainsi conçue :

« Il est naturel qu'à son apparition dans le monde intellectuel, toute idée qui s'écarte de la route battue trouve peu de sympathie, et que la défiance contre elle redouble lorsque, loin de se concentrer dans le cercle des conceptions purement spéculatives, elle manifeste, au contraire, une énergique tendance à se glisser jusque dans la vie pratique, lorsqu'elle aspire à changer le mouvement machinal dont l'impulsion règle l'action de la plupart des hommes, non moins qu'à bouleverser les principes qu'une longue habitude les porte à regarder comme autant de vérités solidement établies. »

Un peu plus loin, Jourdan me révélait (car c'était pour moi une véritable révélation) l'importance que l'homœopathie avait déjà acquise dans le monde. Après avoir parlé de « la révolution dont elle menace la plus importante des branches de la médecine, celle qui la constitue art de guérir, » il ajoute : « C'est un devoir aujourd'hui, pour tous les esprits éclairés, d'examiner les prétentions d'une nouvelle école devenue assez influente pour que plusieurs gouvernements aient cru devoir favoriser son développement par des mesures législatives, etc, etc. » Mais ce qui mit le comble à ma surprise, ce fut la déclaration suivante : « Le temps n'est déjà plus où des plaisanteries relatives aux doses infinitésimales pouvaient sembler d'assez bons arguments contre l'homœopathie. *Des faits incontestables sont là qui doivent imposer silence au raisonnement pur. Ces doses minimes agissent, exercent même une action puissante, surprenante. Le doute n'est plus permis à cet égard.* » Il était impossible d'être plus explicite.

Voilà donc Jourdan affirmant péremptoirement, comme me l'avaient affirmé déjà Frapart, Giraud et Pétroz, la réalité d'un fait qui choquait ma raison et que je regardais comme la pierre d'achoppement de la nouvelle doctrine, en admettant que tous ses autres principes fussent vrais. Cependant j'étais forcé de me dire : Ce fait, si étrange qu'il puisse sembler *à priori*, n'offre rien en soi de contradictoire, autrement dit d'absurde, surtout si on l'explique comme me l'expliquait Pétroz. Que le témoignage de quatre observateurs intelligents soit insuffisant pour m'y faire croire, il ne dépend pas de moi qu'il en soit autrement. Mais, en définitive, toute la question se réduit à quelques expériences à faire moi-même et que certainement je ferai.

Cette bonne résolution prise, résolution à laquelle j'eus le tort impardonnable de ne donner suite que beaucoup plus tard, je continuai ma lecture.

Je lus presque d'une seule traite les quatre ou cinq petits mémoires qui, dans l'édition originale, se trouvent disséminés dans le corps de l'ouvrage, et que Jourdan a eu l'heureuse idée de réunir et de placer, sous le titre de *prolégomènes*, en tête de sa traduction. Ces mémoires, comme le savent tous les homœopathes, résument de la manière la plus saisissante et la plus claire presque toute la doctrine de Hahnemann. J'en fus émerveillé : Il y a, me disais-je, dans ces quatre-vingts pages, plus de vraie philosophie médicale que n'en contiennent tous les traités de pathologie générale que j'ai lus jusqu'à présent. Hahnemann est décidément un des plus grands penseurs et des plus grands observateurs qui aient jamais vécu. Tout, en effet, dans sa doctrine, procède de l'observation pure, et tout y est logiquement déduit. Et moi qui, avec tant d'autres, m'imaginais sottement qu'elle n'était qu'une utopie! Puis, mon cerveau se montant, à mesure que je récapitulais les principes de Hahnemann et que je me les assimilais davantage, mon admiration allait jusqu'à l'enthousiasme. Je ne puis m'empêcher de sourire en me rappelant que, près de deux heures après avoir fermé mon livre, je me promenais encore à grands pas dans mon cabinet, méditant, gesticulant, de temps en temps parlant tout haut, ne m'apercevant pas, dans mon exaltation, que la nuit était venue et que j'étais presque à jeun. Je serais curieux, j'en conviens, de lire aujourd'hui cet incohérent monologue, si quelque témoin invisible l'eût écouté et se fût amusé à le recueillir. Au surplus, je suis à peu près sûr que voici, quant au fond, ce qu'il devait être :

La médecine est aussi ancienne que la souffrance dans le monde, ou, ce qui revient au même, aussi ancienne que l'humanité. Son origine remonte, à coup sûr, bien au delà des temps historiques; car, antérieurement à toute espèce de civilisation, l'homme malade dut chercher, n'importe comment, à recouvrer la santé. Le nègre, le Cafre, le Hottentot, le Bushman, le Malais, le Bédouin nomade, le sauvage des Pampas, celui des montagnes bleues, etc., dès qu'ils se sentent malades, se traitent à leur façon. Leurs pratiques superstitieuses excitent notre dédain, comme si nous avions le droit d'être si fiers des nôtres! L'instinct du moins les guide et doit les servir quelquefois, tandis que nous, rien ne nous éclaire. Aussi Boerhaave, vers la fin de sa carrière, se demande-t-il avec angoisse s'il n'aurait pas mieux valu pour l'humanité qu'il n'y eût jamais eu de médecins dans le monde. Or, que penser d'un art qui, après plus de vingt siècles de prétendus perfectionnements, peut encore inspirer de pareils doutes au plus illustre de ses représentants?

Si l'on porte au bilan de la médecine moderne toutes les sciences accessoires que comprend son étude, la physique, la chimie, l'anatomie, l'anatomie pathologique, et par suite l'art du diagnostic, la physiologie et même la nosographie, etc., le progrès est incontestable et les plus humbles praticiens de nos jours sont, je n'hésite point à le reconnaître, plus savants que ne l'étaient les Asclépiades. Mais si l'on n'entend par médecine que l'art de guérir les maladies, nous n'aurions pas vingt pages de bon aloi à ajouter aux traités d'Hippocrate.

De quoi se composent nos annales? Des rêveries creuses des faiseurs de systèmes et des formules incohérentes des chercheurs de spécifiques.

Tous les systèmes sont morts et bien morts, Dieu merci! Ils dorment en paix, comme les momies d'Égypte, dans la poussière de leurs sépulcres. Les amateurs d'archéologie peuvent les exhumer s'ils ont du temps à perdre; mais je défie qui que ce soit de leur rendre la vie. Qu'est-ce qu'un système, en médecine? Une fiction; une série de déductions plus ou moins logiques tirées d'une simple hypothèse, à laquelle on donne gratuitement la valeur d'un axiome; un jeu d'esprit, enfin, au moyen duquel on rattache tous les faits pathologiques à une seule cause, englobant ainsi toutes les maladies en une seule. C'est l'histoire des alchimistes, poursuivant le grand œuvre de la transmutation et s'évertuant follement à réduire toutes les substances matérielles de l'univers à une substance unique.

Mais, si tous les systèmes sont tombés en désuétude, l'esprit de système existe encore, et très-probablement existera toujours; car il y aura toujours, soit des hommes d'imagination toujours prêts à s'envoler, sur

les ailes de l'abstraction, loin du monde des réalités ;
soit de ces esprits orgueilleux et cassants qui écrasent
les questions au lieu de lés résoudre, qui ne tiennent
pas compte des faits, qui nient ceux qui les gênent
et en inventent au besoin, ou bien encore qui les
faussent et les dénaturent pour les soumettre violem-
ment à leurs vaines spéculations et les faire entrer bon
gré mal gré dans le cadre étroit de leur entendement.
Eh! mon Dieu, que l'homœopathie vienne à prévaloir, et certainement elle prévaudra, et je ne ga-
rantis pas que, dans un temps donné, l'esprit de
système ne s'y fasse jour. Non certes! rien ne me sur-
prendrait moins que de voir quelque transfuge de
l'allopathie, encore tout imbu des préjugés de son
école, s'emparer audacieusement du drapeau de l'homœopathie, se poser fièrement en novateur, en in-
ventant des vieilleries, et gâter l'œuvre de Hahnemann,
en voulant la réformer sans avoir su la comprendre.
Car c'est écrit, pauvres grands hommes, il y aura toujours des pygmées pour danser sur vos tombes.

Quant aux chercheurs de spécifiques, combien en
ont-ils trouvé depuis plus de deux mille ans qu'ils
en cherchent? Trois ou quatre, assurent-ils, et moi je
dis : Pas un seul! Car, si le mercure était, dans le sens
absolu où l'on persiste à l'entendre, le *spécifique* de la
maladie vénérienne, si le sulfate de quinine était le
spécifique de la fièvre paludéenne, le fer le spécifique

de la chlorose ; le mercure, le sulfate de quinine et le fer guériraient *constamment :* le premier, la maladie vénérienne ; le second, la fièvre paludéenne, et le troisième, la chlorose. Or, chacun sait qu'il n'en est point ainsi et personne ne nous dit la cause de ces prétendues anomalies. Et cependant elle existe cette loi providentielle, soupçonnée par Sydhenham, qui presque toujours, dans la nature, place le remède à côté du mal, et met ainsi à notre portée les agents les plus propres à guérir nos maladies. Mais quel parti en a-t-on su tirer ? Aucun ; nos annales le prouvent. Comment se fait-il, par exemple, que les quatre à cinq cents substances dont s'occupent nos anciens traités de matière médicale, dont chacune eut parmi les cliniciens ses apologistes enthousiastes, dont les *hauts faits*, enregistrés par les praticiens les plus célèbres, remplissent les huit volumes de l'*Apparatus medicaminum* de Murray et Gmlin ; comment se fait-il que ces substances qui, dans certains cas, guérissaient si bien, aient peu à peu cessé de guérir, à tel point qu'aujourd'hui presque toutes sont entièrement abandonnées ? Ah ! messieurs, lisez Hahnemann, car lui seul a jusqu'ici répondu à cette question. C'est, vous dira ce grand homme, que pour régler l'administration de vos médicaments, vous n'avez jamais eu d'autre principe que le tâtonnement et le hasard ; c'est que, deux cas pathologiques, de tous points identiques, ne s'étant peut-être jamais vus, il n'y avait rien à conclure *ab usu in morbis*, et que ce n'était donc point de l'expérience clinique, la grande trompeuse (*experientia fallax*), qu'il fallait attendre un *criterium*; c'est que vous ne vous êtes jamais demandé quel rapport devait exister entre le médicament et la maladie ; c'est que tous vos prétendus médicaments ne sont autre chose que des poisons, attendu que toute substance qui trouble l'organisme, sans porter en soi aucun agent de guérison, ne mérite pas d'autre nom ; c'est enfin, messieurs les chercheurs de spécifiques, que ce qu'il fallait chercher, ce n'était point des spécifiques fatalement introuvables, car il n'en existe aucun, mais la seule chose à laquelle vous n'ayez pas songé, le *pourquoi les médicaments guérissent quand ils guérissent*, autrement dit *la loi de spécificité*.

Et cependant elle crève les yeux cette *loi de similitude* [1] qui ouvre une ère nouvelle à la thérapeutique

---

1. *Loi de similitude, loi des semblables, similia similibus curantur*. Je regarde comme très-fâcheux que ces expressions aient été adoptées dans le langage scientifique. Elles semblent impliquer et tendent certainement à propager une idée fausse, car, ainsi que Hahnemann lui-même le fait observer, le mot grec ὅμοιον, racine du mot *homœopathie*, signifie *analogue* et non *semblable*. La similitude n'est relative qu'aux symptômes comparés de l'agent morbide et de l'agent curatif, mais non à ces agents eux-mêmes. On prévient la *variole* au moyen du *vaccin*, mais le principe de la variole et le principe du vaccin ne sont point identiques; ils ne sont point *semblables*; les symptômes seulement des deux maladies ont entre

et fera bénir à tout jamais le grand nom de Hahnemann. Qui d'entre nous, en effet, n'a maintes fois été
frappé de la ressemblance qui existe entre certains
ulcères vénériens et certains ulcères mercuriels ? ressemblance telle qu'elle n'a que trop souvent donné
lieu aux plus funestes méprises [1].

Mais ce n'était rien que de découvrir la loi de
similitude auprès de ce qu'il y avait à faire pour
la rendre applicable. Car cette loi de similitude,
sans l'expérimentation préalable des médicaments
sur l'homme sain et à doses non perturbatrices, n'est
qu'une vaine formule; de même que l'expérimentation
physiologique des médicaments, sans la connaissance
de la loi de similitude, n'eût été qu'une recherche
oiseuse, sans objet et partant sans utilité.

Eh bien ! C'est après avoir consacré vingt ans de sa

eux la plus grande similitude. S'il en était autrement, on prévien-
drait la variole en inoculant la variole : ce qu'on faisait autrefois,
et l'on traiterait la syphilis en inoculant la syphilis, ce qu'on a vu
faire de nos jours!

1. J'ai mis plus de six mois à réparer chez un de mes malades,
une méprise de ce genre commise cependant par un *spécialiste* en
renom. Ce praticien, croyant avoir affaire à un chancre de la gorge,
et ignorant que ce prétendu chancre s'était manifesté pendant que
son malade, antérieurement traité pour une gonorrhée, probablement non vénérienne, prenait des pilules de Belloste (quelle thérapeutique!), prescrivit à son tour des frictions mercurielles à la
face interne des cuisses. Or, il survint de tels accidents que, sans
l'intervention fortuite de M. Serres, de l'Institut, qui fit suspendre
le traitement, le pauvre malade y eût peut-être perdu la vie.

vie à cette œuvre immense que Hahnemann se présente à nous ; et nous, sans lui tenir compte de son admirable persévérance, sans soumettre ses assertions au creuset de l'expérience, que dis-je, sans même daigner le lire, c'est par des risées que nous l'accueillons, exactement comme les contemporains de William Harvey et de Jenner ont (ce qui nous révolte encore !) accueilli ces deux grands initiateurs.

Mais nos maîtres, nos princes de la science, comme nous les nommons, les Chomel, les Récamier, les Bouillaud, les Andral, les Trousseau, Trousseau surtout, un admirable esprit; pourquoi tous ces médecins, éminemment intelligents, qui ont dû lire Hahnemann, et qui n'ont pu manquer de le comprendre, ne se sont-ils pas empressés d'adopter sa méthode? pourquoi ne se sont-ils pas mis à la tête du mouvement? pourquoi ne sont-ils pas tous homœopathes? Pourquoi?... Question naïve! « Les savants, dit Jean-Jacques Rousseau, ont moins de préjugés que les ignorants, mais ils tiennent davantage à ceux qu'ils ont. » Et nos maîtres, en leur qualité de savants que personne ne leur conteste, tiennent essentiellement à leurs préjugés; ils y tiennent d'autant plus que leurs antécédents, leur position acquise, l'autorité dont ils jouissent, leur amour-propre surtout engagé dans la question, leur font, pour ainsi dire, un point d'honneur de ne s'en pas départir. Que Broussais, adoptant la phrénologie, se fasse résolûment l'adepte de Gall et de Spurzheim, il n'y a rien là qui puisse surprendre, car la phrénologie n'est nullement contradictoire à la doctrine de l'irritation. Mais que le professeur Trousseau, qui a publié un traité de matière médicale et de thérapeutique, auquel il doit une partie de sa réputation ; qu'un Bouillaud, à qui ses élèves ont offert une médaille à son effigie, et portant à l'exergue cette ambitieuse légende : *Au chef de la médecine exacte* ; que les Andral, les Louis, les Chomel, etc.; que tous ces hommes enfin, qui sont ou se croient chefs d'école, abdiquent pour se mettre à la remorque d'un médecin à peine connu, du moins en France ; qu'un beau jour, soit à leur clinique, soit à l'amphithéâtre de la Faculté, ils s'en viennent faire à leurs élèves cette courageuse déclaration : « La thérapeutique, que, depuis vingt ans, nous vous enseignons comme la meilleure de toutes, est une thérapeutique fausse, parce qu'elle est dénuée de base, une thérapeutique baroque, brutale, qui tourmente les malades sans les guérir et qui, par conséquent, n'a aucune raison d'être. La seule vraie thérapeutique, que nous nous réservons de vous enseigner lorsque nous l'aurons nous-même apprise, est celle d'un médecin allemand, nommé Samuel Hahnemann. » Non ! à moins d'être fou, personne ne supposera que pareille chose soit possible !

Au surplus, de toutes les raisons qu'avaient nos maîtres pour persévérer dans leurs vieux errements, je ne connaissais point encore la plus déterminante. Ce fut le lendemain seulement que j'en fis la découverte.

Le lendemain, en effet, je repris ma lecture ; j'en étais arrivé aux *pathogénésies*. Comme elles sont classées par ordre alphabétique, la première qui me tomba sous les yeux fut celle de l'acétate de chaux (*terra calcarea acetica*.) Elle me parut bien longue pour un médicament d'aussi peu d'importance. J'eus la curiosité de voir ce que disaient de l'acétate de chaux MM. Mérat et de Lens, dans leur *Dictionnaire universel de matière médicale et de thérapeutique*, et je trouvai ce qui suit :

« *Acétate de chaux*. — Ce sel, très-soluble, amer, etc., a été recommandé à la dose de 1 à 3 scrupules comme excitant, fondant, incisif, diurétique et parti- culièrement vanté, comme l'hydrochlorate, contre les engorgements scrofuleux et l'orchiocèle. »

A la bonne heure, pensai-je, voilà qui est simple et concis, un peu vague peut-être, mais facile à retenir, et, ne le retiendrait-on pas, que le mal ne serait pas grand : qui se sert aujourd'hui de l'acétate de chaux ? Il n'y a peut-être pas en France deux médecins qui le prescrivent une fois l'an, et vraiment c'est grand dommage ! un médicament qui possède de si précieuses propriétés ! excitant, fondant, incisif et diurétique ! Mais voilà le malheur ! c'est qu'en thérapeutique tout est affaire de mode, et chaque médicament a la vogue à son tour. D'ailleurs, qui pourrait nous dire pourquoi et dans quels cas, parmi tant d'autres drogues qui ont aussi la réputation d'être excitantes, fondantes, incisives et diurétiques, l'acétate de chaux mériterait la préférence? Personne assurément : c'est, en pareille matière, la fantaisie qui décide.

Mais il paraît que Hahnemann n'est nullement fantaisiste, et traite les choses beaucoup plus à fond, car il ne consacre pas moins de dix-neuf pages à la pathogénésie de l'acétate de chaux ; et encore cette pathogénésie, très-incomplète il est vrai, ainsi que Hahnemann a le soin de nous en prévenir, ne démontre-t-elle pas bien clairement que l'acétate de chaux soit excitant, fondant, incisif, ni même constamment diurétique. Je ne dissimulerai pas au reste que j'en trouvai la lecture passablement aride ; puis elle ne répondait pas entièrement à l'idée que, très à tort sans doute, je m'étais faite d'un travail de cette espèce. Je m'étais attendu, je ne sais pourquoi, à la description minutieusement détaillée d'une *maladie médicamenteuse*, ayant, comme toute autre maladie, ses phases, ses traits saillants et caractéristiques, ses phénomènes accessoires, sa durée, en un mot, son type ; et, au lieu de cela, je n'avais sous les yeux qu'un entassement de symptômes, énoncés dans un ordre arbitraire et par conséquent sans lien entre eux. Mais était-il possible qu'il en fût différemment? Je ne le crois pas. Et cependant, pourquoi n'en ferais-je pas l'aveu ? cette question, même après vingt ans de réflexion, je me l'adresse encore de temps en temps[1].

1. Toutes les maladies médicamenteuses qu'on obtient en expérimentant, sur des sujets sains, *des substances en dilution*, sont, aussi bien que les épidémies, les résultats d'intoxications dynamiques, et je cherche vainement à saisir la différence qu'on prétend voir entre les unes et les autres. Tout ce que je puis accorder, c'est que la maladie médicamenteuse est ordinairement trop faible pour être bien appréciée dans son ensemble. Il en est d'elle comme de ces scarlatines amorphes qui, en temps d'épidémie scarlatineuse, passeraient inaperçues, si le fait même de l'épidémie, bien plus que la légère angine et les quelques taches à peine visibles qui constituent tous leurs symptômes, ne guidait le praticien pour les faire reconnaître. Lorsque, d'ailleurs, des personnes d'une sensibilité exceptionnelle veulent bien se prêter à l'expérimentation physiologique, il n'est pas très-rare de voir les maladies médicamenteuses revêtir une telle intensité de symptômes, qu'il devient impossible d'y méconnaître de véritables types. Qu'on se donne la peine de lire dans ma *Systématisation de la matière médicale homœopathique*, à l'article *Cédron*, l'observation d'une dame qui, expérimentant ce médicament *à la sixième dilution*, eut, *pendant vingt-deux jours*, avec un ensemble de symptômes parfaitement accusés, un accès quotidien de *fièvre intermittente* présentant les trois stades de la *fièvre des marais*. Or, si la fièvre des marais est une véritable maladie, je demande qu'on veuille bien m'expliquer pourquoi la *fièvre du Cédron* n'en serait point une aussi. Je pourrais citer encore, en faveur de ma thèse, *l'espèce de chlorose produite par le fer*, si souvent observée dans les vallées où les eaux sont ferrugineuses; *l'espèce de*

Quoi qu'il en soit, plusieurs choses me frappèrent vivement dans cette pathogénésie de l'acétate de chaux. Je remarquai, en premier lieu, que les 336 symptômes dont elle se compose embrassent à peu près dans leur ensemble l'organisme tout entier, ce qui me fit mieux comprendre pourquoi j'avais vu Pétroz, à la recherche du médicament qu'il avait à prescrire, interroger minutieusement des organes qui ne me semblaient nullement en jeu dans la maladie qu'il traitait. La vérité est que lorsqu'on apporte un soin extrême à explorer un malade quelconque et qu'on recueille, par le menu, toutes les sensations qu'il accuse, on est presque toujours surpris du grand nombre de symptômes accessoires qu'il faut ajouter à ceux qui émanent directement du siége organique de la maladie, pour se faire de celle-ci une image complète. Je constatai, en second lieu, que tous les expérimentateurs n'avaient pas éprouvé des sensations complétement identiques, bien que, relativement à certains organes, il y eût entre leurs rapports une remarquable concordance. J'en conclus avec raison que la sensibilité à l'action médicamenteuse,

---

fièvre intermittente, avec vertiges et hémorrhagies passives, que produisent quelquefois, dans les manufactures de tabac, les émanations de cette plante en fermentation et que guérit l'arnica; la *phthisie des sculpteurs*, le *tremblement des étameurs*, etc., etc. Mais cela m'entraînerait trop loin.

3.

ou peut-être spécialement à l'action de l'acétate de chaux, ne pouvait être la même chez tous, et qu'il devait y avoir là une question d'idiosyncrasie, question que Hahnemann a, en effet, si merveilleusement résolue, relativement à un assez grand nombre d'agents médicinaux.

Enfin, la liste des symptômes moraux devint pour moi l'objet des réflexions suivantes :

Quel beau livre il y aurait à faire sous ce titre aussi piquant que nouveau : *Symptômes moraux des maladies !* L'esprit philosophique, l'observation médicale et la physiologie transcendantale pourraient largement s'y donner carrière.

Mais, va-t-on s'écrier sans doute, qu'entendez-vous par ces paroles : symptômes moraux des maladies ? Toutes les maladies seraient-elles donc pour vous des affections mentales ? Car nous ne voyons pas trop pourquoi, en dehors de celles-ci, le médecin aurait à tenir compte des caprices, de la maussaderie ou de la gaieté de ses malades, non plus que de toutes les chimères qui peuvent leur traverser l'esprit. C'est bien assez déjà de nous occuper de leurs maux physiques ; le reste ne nous regarde point et ne saurait nous intéresser à aucun titre. Qu'un malade soit triste, morose, voire même impatient et irritable, il est dans son droit : ce n'est pas réjouissant de souffrir ; qu'il soit taciturne et préfère la solitude à la société

de ses semblables, tous les animaux malades en sont
là. Enfin, qu'une pusillanimité naturelle, accrue encore par l'épuisement, lui suggère de folles appréhensions, des remords de conscience, une certaine
exaltation religieuse, la peur de mourir, d'aller en
enfer, etc.; il n'y a rien là qui puisse surprendre: c'est
ce que nous voyons tous les jours, sans nous en
préoccuper jamais. — Et c'est le tort que nous avons,
mes très-honorés confrères, car je suis convaincu que
toutes ces choses n'ont guère moins d'importance
que les enduits de la langue et la fréquence du
pouls.

Et d'abord, je soutiens qu'il n'y a rien dans les dispositions ou les propensions morales de nos malades,
qui soit conforme à votre logique. Tous, tant s'en
faut, ne sont pas tristes, même parmi ceux qui, selon
vous, auraient le plus de sujet de l'être [1]; tous ne sont

1. J'ai soigné, pendant quelques semaines, deux ou trois ans avant
sa mort, le célèbre poëte allemand Henri Heine. La maladie à laquelle il finit par succomber, un ramollissement de la moelle épi-
nière, avait fait déjà chez lui de grands ravages. Il y avait paralysie
presque complète du mouvement dans les membres abdominaux,
qui étaient le siége de douleurs atroces, que d'énormes doses d'acétate de morphine (30 à 40 centigrammes par jour) ne parvenaient
point à calmer. Eh bien, malgré cet état déplorable, sur lequel il ne
se faisait aucune illusion, Heine conserva jusqu'à son dernier soupir sa verve, son esprit pétillant, sa diabolique gaieté. Moins d'un
mois avant de mourir, il écrivit, pour la *Revue des Deux-Mondes*, un
article éblouissant ayant pour titre *les Dieux en exil*. Il n'était pas
possible à ses visiteurs de s'apitoyer longtemps sur son sort : au

pas moroses, et les plus moroses sont rarement ceux
qui souffrent le plus; rien de commun comme de
voir les plus pusillanimes ne se préoccuper ni de la
mort ni de l'enfer. L'état moral, dans les maladies, a donc sa raison d'être dans la nature même de
celle-ci, et c'est à ce titre qu'il mérite l'attention du
médecin.

Tout le monde sait que les affections morales en-
gendrent assez souvent des maladies organiques;
mais, ce qu'on sait beaucoup moins bien, c'est que
celles-ci sont subordonnées, quant à leur siége et à leur
nature, à l'espèce particulière de celles-là. De même
qu'en piquant de son scalpel la face supérieure ou la
base du cervelet, M. Claude Bernard a pu déterminer,
à son gré, chez des animaux l'albuminurie ou le dia-
bète, on a pu voir chez l'homme: la colère provoquer
une diarrhée bilieuse; la peur, des évacuations sé-
reuses; l'humiliation, une sorte d'hémorrhagie intestinale; une grande joie, de copieuses émissions d'urine;
un chagrin prolongé, la constipation, l'altération de
l'haleine, l'hépatite chronique, etc. Or, s'il est démontré que certaines causes morales peuvent produire
certaines affections organiques, n'est-il pas très-admis-

plus fort de ses douleurs, il les faisait rire par ses saillies. Or,
qu'au lieu de la maladie dont il se mourait, Henri Heine eût eu
seulement une affection chronique de la prostate, et sa gaieté aurait
fait place à une hargneuse tristesse.

sible que ces dernières, lorsqu'elles préexistent à ces causes, doivent, par une réciprocité bien légitime, modifier, *chacune selon son espèce*, nos idées et nos sentiments, et créer en nous un état moral plus ou moins analogue à celui qui, si elles n'existaient point, aurait pu les faire naître. Le caractère d'un homme malade est donc, comme celui d'un homme ivre, un caractère factice, offrant pour ainsi dire l'empreinte de la maladie, caractère fort souvent tout opposé à celui qu'aurait ce même homme, s'il était bien portant. Tel hypocondriaque qui, à toute heure du jour et de la nuit, n'est occupé que de sa santé, qui n'a qu'une peur, celle de mourir, est pourtant obsédé par des idées de suicide. Beaucoup de goutteux sont irritables et colères, même quand ils souffrent peu ; la jeune fille chlorotique pleure sans savoir pourquoi ; l'hystérique s'exalte à tout propos, crie, sanglote, extravague, a des jalousies folles et des goûts désordonnés ; le phthisique, dont la mort est certaine, s'illusionne sur son état, jusqu'à sa dernière heure ; il forme mille projets pour un avenir éloigné, se fait faire des vêtements qu'il ne portera pas, etc., de telle sorte qu'un phrénologiste pourrait dire, avec quelque apparence de raison, que la fonte tuberculeuse dans les poumons surexcite dans le cerveau *l'organe de l'espérance*. Eh bien ! tous ces faits-là sont caractéristiques ; et certainement Hahnemann nous ouvre, en pathologie

aussi bien qu'en thérapeutique, une nouvelle voie
d'observation, dans laquelle il est intéressant pour
nous de le suivre, lorsqu'il insiste, comme il le fait,
 sur les symptômes moraux produits par les médicaments,

Nonobstant ces réflexions, je suis forcé d'avouer
que mon ardeur pour l'étude de la matière médicale homœopathique, n'égalait point, à beaucoup
près, mon admiration pour Hahnemann. La pathogénésie de *terra calcarea acetica* avait jeté du
froid sur mon enthousiasme. Je lus pourtant, mais
non sans efforts et non sans m'y reprendre à plusieurs fois, celle de l'*acétate de manganèse*, celle de
l'*acide muriatique*, celle de l'*acide phosphorique*. Puis,
enfin, je commençai celle de l'*aconit*. Mais j'étais
à bout de patience : à la dixième page de celle-ci,
excédé, n'en pouvant plus, hors de moi, je fer-
mai le livre et le jetai avec le dépit d'un enfant
qui brise un jouet dont il ne parvient pas à saisir le
mécanisme. — Non ! m'écriai-je, je ne lirai pas
cela : ce n'est pas un livre ; c'est un grimoire. Toutes
ces pathogénésies se ressemblent. Je me perds dans
ce fouillis de symptômes, dont pas un ne me reste
dans l'esprit ; j'aimerais mieux apprendre par cœur
le Chou-King, les lois de Manou, les Veddas et tous
les livres sacrés de l'Orient. Au diable Hahnemann
et ses rêveries ! Fasse de l'homœopathie qui vou-

dra, moi j'y renonce, j'en deviendrais fou ! — Puis, ma bile épanchée dans cette puérile boutade, je me mis à réfléchir et à raisonner plus froidement. — Il est clair, me dis-je, que, faute d'habitude sans doute, je ne retiens pas grand'chose de ces pathogénésies. Peut-être faudrait-il consacrer beaucoup de temps à chacune d'elles, avant de passer à la suivante. Peut-être même ne parviendrais-je à me faire une notion un peu précise de chaque médicament qu'en l'expérimentant sur moi-même [1]. Mais alors, bon Dieu ! combien d'années mettrais-je à apprendre la matière médicale ? Ah ! je conçois maintenant que les Chomel, les Andral, les Récamier et *tutti quanti*, à qui la clientèle laisse à peine le temps de dormir, aient reculé devant une pareille besogne, si jamais ils ont eu (ce qui au reste est fort douteux), la velléité de l'entreprendre. Il est décidément bien plus facile de se moquer de l'homœopathie que de devenir homœopathe. Admettons qu'il faille seulement une semaine pour étudier à fond une pathogénésie, et je suis sûr que Pétroz y consacrait plus de temps, les pathogénésies faites, se comptant déjà par centaines, c'est donc tout simplement un travail de deux ou trois années au moins, que j'aurais en perspective. Et tout cela, pour arriver à quoi ? A me met-

---

1. Ce que je fis les années suivantes.

tre au ban de la majorité des médecins et à prescrire
à mes malades des décillionièmes de gouttes ! Non
certes, je n'en ferai rien ; ma foi dans les infinitésimaux
n'est pas telle encore que je sois prêt, pour la confesser, à affronter le martyre ; le plus sage pour moi
est de ne pas quitter la route battue, celle que suivent mes maîtres, et qu'ont suivie les leurs. Leur
exemple prouve assez qu'elle peut conduire à la renommée et à la fortune. Le public qui, heureusement,
n'entend rien aux questions médicales est de si bonne
composition ! La grande affaire est de savoir attirer
son attention. Pour cela faites du bruit : brochures,
livres, cours publics, mémoires à l'Institut, tout est
bon ; mais du bruit, car il attire la foule, comme il
attire les abeilles, et le médecin qui en fait le plus,
est le plus grand médecin, sans que jamais personne
se demande s'il guérit mieux que ne guérissent les
autres.

Quant à la médication que je prétends adopter, en
vérité cela ne mérite pas que je prenne la peine d'y
réfléchir. Entre toutes nos médications allopathiques,
je donnerais le choix pour une épingle : saignée, sangsues, vésicatoires, cautères au besoin, bains médicamenteux (dont le principe, par parenthèse, n'est
jamais absorbé), cautérisation de la gorge et de l'utérus seulement, parce qu'il n'est pas possible de cau-
tériser l'estomac ; imbrocations mercurielles ou iodu-

rées, quelquefois dangereuses; sulfate de quinine,
contre la fièvre, qu'il aggrave quand il ne la
guérit point; belladone contre l'épilepsie, ce qui
réussit rarement; opium contre le tic douloureux, ce
qui ne réussit jamais; purgatifs contre la constipation, qu'ils font cesser un jour pour l'augmenter ensuite; ou bien encore purgatifs contre tout, ce qui est
radicalement absurde, tout cela se vaut et ne vaut pas
grand'chose. Notons d'ailleurs que si les homœopathes, il faut bien leur rendre cette justice, procèdent, dans tous les cas, en vertu d'un même
principe, il n'en est pas de même des allopathes qui,
presque sur aucun point, ne s'accordent pas mieux
entre eux qu'ils ne s'accordent avec les disciples de
Hahnemann. Dans nos hôpitaux, par exemple, chaque chef de service se prétend en possession d'une
thérapeutique particulière, la meilleure possible,
bien entendu; et la statistique (autre chimère de
notre vieille école) donne à peu près, pour tous, les
mêmes résultats négatifs, et c'est sur ces résultats
qu'on bataille à outrance? Oh! que Frapart avait
raison de dire :

> Médecine, pauvre science!
> Médecins, pauvres savants!
> Malades, pauvres victimes!

Pauvres, pauvres malades ! en seriez-vous donc réduits à dire de nous autres médecins, ce que Figaro

disait des grands seigneurs : « Ils nous font assez de bien, quand ils ne nous font pas de mal »? Eh bien! soit. Je m'arrangerai pour faire aux miens le moins de mal possible. Pour être plus sûr de ne pas leur nuire, je ne les traiterai pas du tout; aussi bien aucuns disent-ils, parmi nos vieux allopathes, que cette méthode est encore de beaucoup la plus sûre et la meilleure de toutes. Et l'Académie de médecine elle-même ne parle-t-elle pas de décerner un prix à celui qui démontrera le mieux les avantages de la *méthode expectante?* Et voilà où nous en sommes, après vingt-cinq siècles de perfectionnements, apportés à la médecine d'Hippocrate! Quelle pitié ! quelle honte ! mais qu'y faire ? Il faut en prendre son parti, mieux vaut encore laisser la nature réagir librement contre les maladies, que de contrecarrer ses efforts. Pratiquons donc la médecine expectante, puisque la tradition ne nous en a pas légué de plus satisfaisante. Faisons du moins de l'hygiène, puisqu'il n'existe point de vraie thérapeutique. Et pourtant, une voix intérieure, celle de ma conscience, murmurait une sourde plainte, quelque chose comme le cri de détresse de Galilée, réduit à confesser des erreurs que condamnait son génie : « *e pur sic muove,* » et cependant elle existe la vraie thérapeutique ! O Hahnemann ! indifférence, paresse et lâcheté, voilà les véritables ennemis de ta découverte.

J'étais, à cette époque, médecin de l'établissement thermal de Bagnolles, en Normandie, et, vers la fin de mai, je quittai Paris, comme je le faisais chaque année, pour me rendre à mon poste ; mais il était dans ma destinée que l'homœopathie m'y poursuivrait.

C'est une singulière médecine que celle qui se pratique dans les stations thermales ; si singulière, qu'après m'y être personnellement livré pendant cinq ans, j'en suis encore à me demander parfois si c'est une médecine quelconque. Tout naturellement, les malades qui s'y rendent y viennent avec une intention arrêtée, celle de prendre les eaux. Le médecin n'a donc pas autre chose à faire qu'à les leur prescrire ou à les renvoyer, ce qu'il fait quelquefois, mais le plus rarement possible. Ce n'est pas que les médecins des établissements thermaux ne soient presque toujours des hommes parfaitement honorables, instruits et souvent même très-distingués ; mais le cercle étroit et monotone dans lequel ils sont forcés de se mouvoir, c'est-à-dire l'obligation, qui leur est en quelque sorte imposée par leur position, de restreindre leur thérapeutique à l'emploi de leurs eaux, manque rarement de les amener à se faire, sur les vertus de celles-ci, les plus singulières illusions. Beaucoup d'entre eux, comme me le disait plaisamment un malade, se *grisent avec leurs eaux* de la meilleure foi du monde. Ils les croient propres à tout guérir, en boivent eux-mêmes avec amour et les conseillent, presque dans tous les cas, comme un remède souverain. Et cependant que de choses à dire contre une semblable médication !

Indépendamment de ce que bon nombre d'eaux thermales, n'étant nullement *minéralisées*, ne diffèrent, à peu près que par leur température des autres eaux potables et ne doivent qu'à une sorte de superstition la renommée dont elles jouissent ; indépendamment de ce que l'absorption cutanée d'un principe médicamenteux, dans un bain à n'importe quelle température, est aujourd'hui contestée et semble en effet contestable¹ ; indépendamment enfin de ce que de longues séries de bains, à diverses températures, ont, relativement à l'immense majorité des cas, des effets jusqu'ici complétement indéterminés ; je pose en principe que la réunion de deux ou trois mille individus des deux sexes, de tout âge, de toute constitution, affectés des maladies les plus diverses, les plus dissemblables, les plus disparates, et se gorgeant pour se guérir, pendant des semaines ou des mois, d'une seule et même eau, plus ou moins médicamenteuse, ne présente à la raison qu'un spectacle burlesque.

---

1. Il résulte, d'expériences récentes, que des bains saturés d'acide arsénieux ou de sulfate d'atropine ne produiraient aucun des effets auxquels donnerait lieu la plus faible dose d'un de ces poisons, introduite dans les voies digestives.

Est-ce à dire pour cela que je nie la puissance thérapeutique de certaines eaux minérales? Loin de moi cette pensée. Je suis sûr, au contraire, qu'un grand nombre d'entre elles pourraient devenir de précieux médicaments. Mais ce que je soutiens, c'est que l'empirisme en fait un abus déplorable; c'est que la plupart des médecins qui les conseillent à leurs malades n'en connaissent pas plus les vraies propriétés qu'ils ne connaissent celles de tous les autres agents thérapeutiques; c'est que tant qu'on ne se décidera pas à établir méthodiquement, à la façon de Hahnemann, la *pathogénésie* de chacune de nos eaux minérales, de manière à ce qu'elles puissent être ensuite administrées, conformément à la loi de similitude, l'hydrologie ne sera pour les médecins, et surtout pour les malades, qu'une immense mystification[1].

Mais qui donc, grand Dieu, s'avisera jamais de publier ces pathogénésies des eaux? Quoi! l'on viendrait avouer que ces sources si bienfaisantes (cette épithète

---

1. Le professeur Marjolin, consulté un jour par un rhumatisant, lui conseille, sans hésiter, et en homme sûr de son fait, les eaux d'Aix en Savoie. Notre rhumatisant, qui se voit déjà guéri, paie sa consultation et se retire fort satisfait. Mais voilà que tout à coup Marjolin, se ravisant, court après son malade, qui était déjà au bas de l'escalier, le rappelle, et, de la porte de son cabinet, lui crie, avec cette adorable bonhomie qui n'appartenait qu'à lui : « Dites-donc, monsieur, si les eaux d'Aix vous font du bien, ayez la bonté de me le faire savoir, parce que, moi aussi, j'ai un rhumatisme, et, ma foi, j'irais à Aix. »

est partout consacrée) sont pourtant susceptibles de causer une foule de maux! eh! juste ciel! qui désormais en voudrait boire ou seulement s'y baigner? Non, non, c'est bien assez déjà d'énoncer sommairement, le plus sommairement possible, les circonstances, toujours très-rares, où elles peuvent n'être pas salutaires. Les résultats heureux (quinze ou vingt par mille malades) ont un grand retentissement. Quant aux faits négatifs, on se garde bien de les compter, et comme on n'a pas de raison d'en parler, on n'en parle jamais; et voilà justement, soit dit sans nulle malice, comment s'est établie la vogue, quelquefois immense, de certaines panacées qui révoltent le sens commun, qui ont fait dans le monde plus de ravages que n'en ont causé la peste et la famine, et qui cependant n'ont jamais manqué de sincères apologistes.

Ainsi que dans tous les autres établissements du même genre, on voit à Bagnolles, pendant la saison des bains, des malades de toutes sortes : dartreux, gastralgiques, rhumatisants, chlorotiques, paraplégiques, hémiplégiques, etc. Quelques personnes riches des environs s'y rendent en pure et simple villégiature, parce que le site est charmant. Parfois enfin, des confrères mal avisés y envoient des malades à qui ces eaux seraient évidemment contraires; ce qui met le médecin résidant dans une situation délicate et souvent même assez embarrassante; situation d'ailleurs avec laquelle j'ai aujourd'hui la satisfaction de pouvoir me dire que ma conscience n'a jamais transigé.

Une dame de Versailles qui nous arriva vers la mi-juin appartenait évidemment à cette catégorie de malades auxquels nos eaux ne pouvaient, suivant moi, apporter aucun soulagement. Elle avait cinquante-deux ans, était obèse, et se plaignait d'une affection de l'utérus, donnant lieu à des pertes de sang; pertes passives, presque incessantes et, de temps en temps, d'une abondance alarmante. Autant qu'il m'en souvient, il n'existait chez elle d'autre affection organique qu'un léger prolapsus avec turgescense et ramollissement du col. Il ne s'agissait, en un mot, que de ces accidents si fréquemment inhérents à la ménopause, chez les femmes d'un tempérament lymphatico-sanguin.

Mais pourquoi cette dame avait-elle préféré Bagnolles, où elle ne connaissait personne, à Enghien, à Pierrefonds, à Aix-la-Chapelle, à Luxeuil, à Luchon, à Saint-Sauveur, etc., etc.? Ni elle, ni son médecin, ni personne n'aurait pu le dire. Mais enfin, elle était à Bagnolles, et, en dépit de toutes mes objections, elle y voulut rester. Elle prit, les premiers jours, quelques verres d'eau thermale et ne se trouva pas mieux; puis un peu d'eau ferrugineuse, avec quelques bains frais en piscine et se trouva beaucoup plus mal. La voilà donc dans son lit, sans fièvre, sans grandes douleurs, mais avec une véritable métror-rhagie. J'aurais donné beaucoup pour la savoir à Versailles, et je n'avais plus qu'une idée, celle de la mettre en état d'y retourner au plus vite. Je lui pres-crivis donc, indépendamment de la diète, d'un repos absolu, des boissons acidulées et des compresses froides sur l'hypogastre, quatre pilules, par 24 heures, de seigle ergoté, contenant chacune environ cinq centigrammes de ce médicament.

« Oh ! monsieur, me dit la malade, en lisant ma prescription, on m'a donné bien des fois ce médica-ment-là et toujours sans succès ; jamais il ne m'a fait de bien que lorsqu'on me l'a prescrit *homœopathi-quement*. »

— Ah ! que voilà bien, pensai-je, un préjugé d'hys-térique ! « prenez toujours mes pilules, madame, et nous verrons ensuite. »

Le lendemain, 25 juin, même état que la veille ; nuit agitée, pouls un peu plus fréquent ; la perte allait son train.

La malade insistait sur son *seigle ergoté homœopa-thique*.

« Eh tenez, monsieur, me dit-elle, voilà la copie de l'ordonnance qu'à trois reprises différentes, on m'a faite, depuis deux ans, en circonstances pareilles, et qui, chaque fois, m'a remise sur pied, presque du jour au lendemain. »

Cette ordonnance, qui n'était pas signée, puisque ce n'était qu'une copie, était ainsi conçue :

Secale cornut., troisième trituration. — 1 gramme.
Sacch. lact. Q. S. pour six doses.

A prendre trois doses en 24 heures.

« Eh bien, madame, dis-je, il sera fait selon votre désir. Mais comme nous ne pouvons avoir votre médicament que dans deux jours au plus tôt, continuez en l'attendant mes pilules. »

Elle y consentit, en prit même une en ma présence, et je joignis ce jour-là à ma prescription des injections au tannin, une tisane de racine de bistorte (quel gâchis!) et un peu de bouillon froid pour alimentation.

En quittant ma malade, je me rendis auprès du directeur de l'établissement et lui soumis le cas, ce qui lui fit hausser les épaules. Ni lui ni notre pharmacien ne comprirent rien d'ailleurs à l'ordonnance, en langage hybride, moitié latin, moitié français, que je leur présentai; il fut décidé qu'elle serait immédiatement expédiée à Paris au pharmacien homœopathiste de la rue du Helder, avec prière de nous faire parvenir, par le retour du courrier, les six doses formulées.

Quant à moi, fort ennuyé de la tournure que prenaient les choses et passablement inquiet sur le compte de ma malade, j'étais d'autant moins rassuré, par la prochaine arrivée du *seigle ergoté homœopathique*, que le peu que j'avais lu de Hahnemann suffisait pour me faire comprendre ce que c'était qu'une *troisième trituration*. Un gramme d'un médicament à la troisième trituration me représentait, le calcul en était très-simple, UN DIX-MILLIÈME de gramme de ce même médicament en nature. C'était donc un dix-millième de gramme de seigle ergoté que ma malade prendrait en 48 heures. Or, j'avais beau me répéter la théorie de Pétroz sur la puissance électro-magnétique communiquée aux drogues par la trituration, ce dix-millième de gramme me troublait la conscience et me paraissait, dans un cas qui menaçait de devenir grave, s'il ne l'était déjà, une pauvre planche de salut.

Le 26 juin, la perte est exactement ce qu'elle était la veille; mais le pouls est plus dépressible; la malade a sensiblement pâli.

Le 27, même état. Il est évident que les pilules ne produisent aucun effet. La pâleur est plus grande qu'elle ne l'était la veille; les lèvres et les gencives sont décolorées. La malade éprouve ce sentiment d'anxiété que provoquent les pertes de sang. Comme j'ai vu quelquefois, en circonstances pareilles, une décoction concentrée de grande consoude donner lieu à de bons résultats, je me demande s'il ne serait pas opportun de recourir à cette préparation[1]. Je m'en abstiens toutefois, dans cette pensée que, si le pharmacien de Paris y a mis de l'exactitude, la préparation homœopathique, si impatiemment attendue par la malade, devra me parvenir dans quelques instants. En effet, à neuf heures, le facteur de la poste me remet, contenues dans une lettre, les six doses de seigle ergoté, troisième trituration, qui nous sont envoyées de Paris et dont la malade prend immédiatement une première dose dans une cuillerée d'eau.

A midi, amélioration notable : est-ce l'effet de l'imagination? c'est d'autant plus admissible qu'on a vu souvent des émotions morales déterminer instantanément des pertes utérines. Il n'y aurait donc rien d'étonnant à ce qu'une action morale d'une nature appropriée produisît un effet opposé.

« Ça va mieux, ça va mieux, me dit en souriant la malade. Le sang ne coule presque plus. Demain, je serai hors de mon lit. »

A 6 heures du soir (une deuxième dose a été prise à deux heures,) la perte est décidément arrêtée. La malade prend un peu de bouillon froid et une aile de poulet sans pain. Je crains, je l'avoue, que ce petit repas ne soit prématuré et qu'il ne ramène les acci-

---

1. La grande consoude, *symphytum officinale*, est, *dynamisée*, un médicament précieux dans certains cas de pertes passives. Je l'emploie de la sixième à la douzième dilution.

dents. Mais il n'en est rien. Le pouls se relève et voilà tout : le sang ne reparaît point.

28 juin, 9 heures du matin. La malade s'est tenu parole; je la trouve en robe de chambre, assise dans un fauteuil. Nulle apparence de perte. Il y a eu pendant la nuit quatre à cinq heures de bon sommeil.

Le 29. Elle fait plusieurs repas, et se promène dans le parc. Elle se sent encore un peu faible mais, à cela près, très-bien.

Le 30. Elle mange à la table commune, se promène pendant plusieurs heures, et passe une grande partie de la soirée au salon.

Enfin, le 2 juillet, elle procède elle-même à ses préparatifs de départ et part en effet le lendemain pour Versailles, au grand étonnement de tout le monde, car sa maladie, dont on n'a pas manqué, comme de raison, de s'exagérer le danger, a fait événement à Bagnolles.

Le directeur de l'établissement, quelques baigneurs et moi, nous l'avions reconduite à sa voiture, puis on s'était dispersé. Moi seul, absorbé dans mes réflexions, j'étais resté sur la grande route, à l'ombre d'un des frênes qui la bordent, le dos appuyé contre le tronc de cet arbre et suivant de l'œil machinalement la voiture qui s'éloignait dans la forêt. La voix de notre directeur me tira de cette rêverie.

— Eh bien, docteur, me dit-il en riant, êtes-vous

donc en extase, et comptez-vous rester là douze heures, comme Socrate au siége de Potidée?

— Pardon, répondis-je sur le même ton, Socrate était resté en plein soleil, et j'ai eu, comme vous le voyez, le soin de me mettre à l'ombre.

— N'importe, vous avez l'air contrit et humilié.

— Et de quoi donc, s'il vous plaît?

— Eh! mais, docteur, d'avoir été battu par l'homœopathie; car il n'y a pas à dire, vous avez été battu....

Je souris, et il continua :

— Vous allez voir que ces charlatans d'homœopathes vont venir désormais nous relancer jusque chez nous. Au fait, voyons, docteur, que pensez-vous de tout ceci? Je commence par vous déclarer, quant à moi, que mon opinion est faite. Car, de quoi s'agit-il? d'une perte qui, après avoir duré trois jours, finit par s'arrêter.... d'elle-même. Il n'y a rien d'éternel dans ce monde. L'administration des doses homœopathiques a-t-elle été pour quelque chose dans ce résultat? Eh! mon Dieu oui, pour beaucoup peut-être; mais uniquement, soyez-en sûr, en agissant sur l'imagination de la malade. N'êtes-vous pas de mon avis?

— Je n'en sais rien, répliquai-je. Mais qu'on me fasse voir encore trois faits comme celui dont je viens d'être témoin, et je proclame à la face du ciel que ces charlatans d'homœopathes ont raison contre nous et

que les infinitésimaux valent mieux que nos médicaments. Que la cessation presque immédiate de l'hémorrhagie, dès que la première dose homœopathique
a été administrée, soit le résultat d'une coïncidence
fortuite, c'est ce qui est peu vraisemblable, mais enfin
c'est ce qui est loin d'être, je le reconnais, mathématiquement impossible. Le hasard produit parfois des
effets plus surprenants.

— Mais l'imagination, docteur, l'imagination?

— Eh! monsieur, on ne voit pas pourquoi l'imagination servirait les homœopathes mieux qu'elle ne
nous sert nous-mêmes. Et ce que j'admets difficile-
ment, c'est que trois fois, dans l'espace de deux ans,
la même médication, que vous et moi nous tenons pour
négative, ait pu donner lieu aux mêmes résultats po-
sitifs.

— Trois fois! c'est ce que nous ne savons point.

— Quel intérêt cette pauvre femme avait-elle à nous
induire en erreur?

— Bravo! docteur, bravo! je vous vois d'ici à très-
peu de temps distribuer des globules à vos malades.

— Eh! pourquoi pas, s'il m'est démontré que les
globules guérissent?

Mon digne interlocuteur était un homme instruit,
mais il était pharmacien; c'est pourquoi la seule
idée des globules le faisait bondir. Il se prit donc à
rire, d'un gros rire amer, et nous nous séparâmes.

Mais on verra bientôt comment, à mon égard, sa prophétie se réalisa.

Chacun de nous puise surtout en soi, relativement à toutes choses, les véritables éléments de ses croyances ou de ses négations. Car nous avons beau faire, nos impressions intimes subordonnent notre logique. Jamais ce qu'on nous dit, ce que nous lisons, ce que nous entendons, ce que nous voyons même ne laisse dans notre entendement une empreinte comparable par sa profondeur et, partant, par sa durée, à celle qu'y font, si je puis parler ainsi, nos sensations intérieures. C'est donc particulièrement dans le récit que j'écrirai tout à l'heure qu'on trouvera, pour peu qu'on s'y intéresse, la vraie détermination de mes convictions ultérieures à l'égard de l'homœopathie et de la direction définitive de ma carrière médicale.

Quelques semaines après le départ de notre malade de Versailles, c'est-à-dire vers la fin de juillet, bien que le temps fût sec et chaud, et que je n'eusse pas souvenir de m'être refroidi, je ressentis les premières atteintes d'une affection des bronches, très-légère au début, mais qui, peu à peu, très-lentement, augmenta d'intensité et finit, à la longue, par devenir inquiétante. Etait-ce un *rhume?* une *bronchite*, un *catarrhe sec* puis *muqueux?* N'était-ce même pas un *catarrhe suffocant?* (mon père avait cette maladie) ou pis encore, une *phthisie tuberculeuse* en voie de développement? Les hypothèses que fait le médecin sur le mal dont il est personnellement atteint sont rarement couleur de rose.

Ce mot de *rhume* qu'emploie le vulgaire, est, il faut en convenir, terriblement élastique, car il embrasse, dans l'acception qu'on lui donne, la presque totalité des affections des voies aériennes, depuis le plus éphémère catarrhe nasal, à la phthisie inclusivement, puisque, sur dix phthisiques qui succombent, neuf au moins passent pour être morts d'un *rhume négligé*. Mais le mot de *bronchite* que les médecins de toutes les écoles ont emprunté à la nomenclature broussaisienne, est-il lui-même irréprochable? La bronchite, nous dit-on, est l'inflammation des bronches, ce qui nous donne clairement l'idée d'une seule et invariable espèce de bronchite. Mais on ajoute: elle est aiguë ou chronique, ce qui peut faire supposer deux espèces de bronchite. Enfin on n'hésite guère à dire que, lorsqu'elle est intense ou mal soignée, la bronchite passe de l'état aigu à l'état chronique, ce qui réduit évidemment les deux espèces à une seule. Telles sont les niaiseries qu'on nous rabâche depuis un bon demi-siècle, que M. le professeur Grisolles a grand soin de reproduire dans son *Traité de pathologie interne* et qui, selon toute apparence, ne sont pas près de disparaître de l'enseignement officiel.

Laennec, génie pratique et profondément observa-

teur, préfère le nom de *catarrhe pulmonaire* à celui de
bronchite. C'est que Laennec n'était point de ces hommes
qui, pour satisfaire à l'esprit de système, voient les
faits à travers une folle abstraction, pour les entasser
ensuite pêle-mêle sous une étiquette de convention.
« Les catarrhes pulmonaires, dit-il, présentent *un
grand nombre de variétés* sous les rapports de la nature
et de la quantité de la matière expectorée, de l'état
aigu ou chronique de la maladie ou des *circonstances
concomitantes* [1]. » Puis, avec un art admirable, il
décrit : 1° un *catarrhe muqueux aigu ;* 2° un *catarrhe
muqueux chronique ;* 3° un *catarrhe pituiteux ;* 4° un
catarrhe sec, indépendamment de ce qu'il nomme les
inflammations plastiques ou *couenneuses,* et les inflammations *ulcéreuses* des bronches, car, pour lui, il n'y a
pas qu'une seule sorte d'inflammation. De son propre
aveu, d'ailleurs, Laennec aurait pu décrire encore
bien des espèces de catarrhes et, s'il ne l'a pas fait,
c'est qu'il sentait peut-être que, vu la pénurie des
ressources thérapeutiques de son temps, cela n'eût
servi à rien.

M. le professeur Trousseau donne le nom de *bron-
chorrhée* et aussi de *blennorrhagie pulmonaire* au
catarrhe muqueux de Laennec. « Sans forcer aucune-
ment l'analogie. dit-il, on peut dire que les affections

---

1. *Traité de l'auscultation médicale,* t. I, p. 152 et suiv.

catarrhales des voies respiratoires, celles du moins qui sont accompagnées de flux muqueux abondants, sont comparables aux affections catarrhales des organes génito-urinaires, auxquels nous donnons le nom de *blennorrhagies*. Or, ces blennorrhagies sont de *diverses espèces* [1]. » M. Trousseau procède à l'énumération de ces espèces, en compte au moins dix, puis il ajoute : « En appliquant cette dénomination de blennorrhagies aux sécrétions catarrhales mucoso-purulentes qui se font à la surface des autres membranes muqueuses, de la membrane muqueuse oculaire, par exemple, vous en reconnaîtrez, comme pour les organes génito-urinaires, de différentes espèces, » et, en effet, l'éminent professeur décrit sommairement quatre espèces d'ophthalmies catarrhales. Mais pourquoi seulement quatre? pourrait-on demander à M. Trousseau, si l'analogie qu'il invoque n'est point une chimère. Pourquoi pas dix espèces d'ophthalmies catarrhales, aussi bien que dix espèces de blennorrhagies? Ce n'est pas à nous de répondre.

Enfin, M. Trousseau, poursuivant son idée et abordant de front son sujet, mentionne, mais sans les énumérer ni les décrire, *différentes espèces* de catarrhes ou de *blennorrhagies pulmonaires*.

A la bonne heure, nous voilà bien loin de la *bron-*

1. *Clinique médicale de l'Hôtel-Dieu de Paris*, t. I, p. 558.

chite des broussaisiens et, pour le praticien, ces espèces multiples de catarrhes pulmonaires sont conformes aux faits journellement constatés aux lits des malades. Mais ces recherches délicates, ces fines distinctions d'espèces multiples pour une même maladie nominale, distinctions qui témoignent d'une observation dégagée d'esprit de système, supposent en thérapeutique une réforme radicale. *Nécessairement, chaque espèce* de maladie réclame *son traitement spécial*, et c'est par là, sans doute, que M. Trousseau va conclure. Étrange illusion ! comme s'il s'agissait jamais en allopathie d'établir, entre le remède et la maladie, une corrélation quelconque ! Laissons plutôt parler M. le professeur Trousseau : « L'administration des préparations balsamiques dans le traitement des affections catarrhales des organes génito-urinaires, chez l'homme et chez la femme, est une médication aujourd'hui tellement vulgarisée, que non-seulement il est peu de praticiens qui n'y aient recours, mais encore qu'il est peu d'individus atteints de blennorrhagie qui, avant de prendre aucun avis médical, ne se soumettent d'eux-mêmes à l'usage de ces médicaments et plus particulièrement à l'usage du copahu. » En vertu de quoi, M. Trousseau, préconise hardiment le copahu contre les *blennorrhagies pulmonaires*. Et voilà dans toute sa splendeur le génie de l'allopathie ! voilà la logique du plus éminent de ses adeptes ! voilà

la thérapeutique qui a cours (jusqu'à ce que la mode
en soit usée) à l'Hôtel-Dieu de Paris !

Mais d'abord, M. Trousseau, vous n'avez pas le
mérite de l'invention ; et l'eussiez-vous, qu'entre nous
il n'y aurait pas de quoi vous en montrer bien
fier. Ainsi que Van Helmont en avait fait la remarque,
votre médecine n'avance pas ; elle tourne sur son axe,
et, par le fait de cette évolution, elle remet périodi-
quement en lumière certaines vieilleries, abandonnées en leur temps et pour cause. Laennec, en effet,
recommande contre le catarrhe muqueux chronique,
c'est-à-dire contre votre blennorrhagie pulmonaire,
les balsamiques et notamment le baume de copahu,
« lorsque l'estomac du malade peut les supporter [1]. »
Vos malades ont-ils l'estomac plus robuste que ne
l'avaient ceux de Laennec ? Je ne m'arrêterai pas à
vous chicaner sur de semblables vétilles, les objections que j'ai à vous faire étant de toute autre portée.
Permettez-moi d'abord de vous faire observer que si,
comme vous le dites, et comme rien n'est plus vrai
d'ailleurs, beaucoup d'individus, atteints de blennorrhagie, s'administrent, sans consulter ni vous ni
personne, le baume de copahu, exactement comme,
en d'autres circonstances, ils s'administrent aussi de
leur chef, tel ou tel purgatif, le purgatif Leroy, par

1. Loc. cit., p. 188.

exemple, les *grains de santé*, les pilules antigoutteuses de Bair, ou telle autre drogue plus ou moins dangereuse, ils n'ont pas toujours lieu, il s'en faut bien, de s'applaudir de leur témérité. Mais reprenons votre raisonnement qui, au fond, se réduit à ceci : Le copahu guérit les blennorrhagies urétrales, *donc* il doit guérir de même les blennorrhagies pulmonaires. Peut-être le *donc* ici n'est-il pas très-rigoureux, car il n'est pas précisément démontré qu'un médicament qui agit d'une certaine façon sur la muqueuse de l'urètre n'agit pas tout différemment sur la muqueuse des bronches. Mais êtes-vous bien sûr, M. Trousseau, que le copahu soit apte à guérir toutes les variétés de blennorrhagies urétrales que vous mentionnez, un peu légèrement ce me semble, à l'appui de votre thèse, ou, pour parler plus net, n'êtes-vous pas sûr du contraire ? J'affirme, quant à moi, et vous avez à la fois trop d'expérience et trop de loyauté pour n'en pas convenir, qu'on traiterait en pure perte et sans la moindre chance de succès, par le copahu à toutes doses : 1º la *blennorrhagie syphilitique* ou *symptomatique d'un chancre dans l'urètre;* 2º la *blennorrhagie rhumatismale;* 3º la *blennorrhagie herpétique;* 4º enfin, la *blennorrhagie des enfants en travail de dentition*, dernière variété que, par parenthèse, les homœopathes font invariablement cesser, en deux ou trois jours au plus, avec quelques globules de mercure à *la*

trentième dilution [1]. Or, si, sur les dix espèces de blennorrhagies que vous signalez, il y en a quatre au
moins que ne guérit point le copahu, sans compter
d'autres encore dont vous ne parlez pas et qu'il ne
guérit pas mieux, comment pouvez-vous conclure, de
pareilles données, à l'efficacité de ce médicament
contre les blennorrhagies pulmonaires? En vérité,
M. Trousseau, c'est de l'empirisme que vous faites,
toujours de l'empirisme, et c'est l'empirisme que
vous enseignez, ce qui n'est pas digne de vous.

Que personne, au reste, n'aille s'imaginer que, pour
me donner plus aisément raison contre M. le professeur Trousseau, j'aie malicieusement choisi dans
son livre le seul point qui y fût attaquable; j'affirme
qu'il n'y a pas dans les deux volumes de sa *Clinique
de l'Hôtel-Dieu*, une seule page qui ne tombe sous le
coup de la même critique. Et cependant notons ceci
que, de tous les ouvrages du même genre que l'école
officielle a produits, depuis cinquante ans, celui de
M. Trousseau est de beaucoup et sans comparaison le
meilleur.

Nous voilà donc fixés. Tous les efforts des noso-
graphes pour multiplier les types en pathologie et
pour déterminer parmi les maladies des distinctions
de genres, d'espèces et de variétés, sont des efforts

1. Je possède, pour ma part, 14 ou 15 observations de ce genre.

sans but et qui n'offrent d'autre intérêt qu'un intérêt de pure curiosité. Les maladies se traitent en masse, et leur désignation générique, souvent elle-même fondée sur de grossières et fausses analogies, sert seule de base à la médication à laquelle on les soumet; tant pis pour les espèces qui se dérobent à cette médication ou bien encore que celle-ci exaspère. « Il faudra bien que la petite vérole s'habitue aux saignées, » disait un fanatique de la doctrine de Broussais; or, tous les allopathes en sont là plus ou moins. Un botaniste serait tout aussi logique, si, pour déduire de sa science des préceptes d'hygiène, il écrivait résolûment : FAMILLE DE VÉGÉTAUX COMESTIBLES, en tête de la *famille des cucurbitacées*, qui contient en effet la citrouille et le melon, mais aussi la coloquinte, poison assez violent; ou bien encore : FAMILLE DE VÉGÉTAUX VÉNÉNEUX, en tête de la *famille des solanées*, oubliant, pour généraliser plus à l'aise, que la pomme de terre vient ici prendre sa place entre le tabac et la stramoine.

Quant aux homœopathes, ils acceptent d'autant plus volontiers les types traditionnels et les dénominations usitées qu'ils y attachent moins d'importance. Ce n'est jamais le nom de la maladie qui détermine leur médication. C'est pour eux, semblerait-il, qu'un célèbre philosophe a écrit cet adage : « La vérité est tout entière dans les nuances. » Les *circonstances concomitantes*, dont parle Laennec, pouvant varier à l'infini et modifier à l'avenant la médication, il s'en-suit que, pour le véritable homœopathe (abstraction faite peut-être des grandes influences épidémiques qui, pendant qu'elles règnent, tendent·à imprimer aux affections pathologiques une physionomie com-mune), il y a pour ainsi dire autant de maladies que de malades. Mais il est temps de clore enfin cette longue digression.

Existe-t-il quelque forme de blennorrhagie analogue à l'affection des bronches dont je fus atteint à Bagnolles et que je vais essayer de décrire? C'est, je le confesse humblement, ce que je ne me suis jamais demandé.

Un peu de chaleur et en même temps un vague sentiment de constriction et de gêne à la gorge, comme si la muqueuse pharyngienne eût été imper-ceptiblement boursouflée et excoriée; enfin, de temps en temps, une légère titillation, mais trop faible encore pour provoquer la toux; voilà tout ce que j'éprouvai pendant huit ou dix jours au moins. Après quoi, la titillation augmentant, survint une toux sèche, qui apparut et se maintint sans frisson, sans chaleur à la peau, sans nulle trace de coryza, en un mot sans aucun des symptômes précurseurs ou con-comitants de la grippe ou du catarrhe aigu.

Cette toux étant d'abord faible et de courte durée,

je n'y fis aucune attention, mais insensiblement elle
augmenta de fréquence et d'intensité et force me fut
bien d'y voir une maladie et, qui plus est, une de ces
inflammations primitivement chroniques, comme les
avait nommées Broussais; ce qui était peu rassurant
pour moi. Quel est le médecin qui, une fois en sa vie
et pendant huit jours au moins, ne se soit cru tuberculeux? La sensation qui m'obligeait à tousser était
comparable à celle qu'on éprouve en aspirant de la
fumée de bois vert qui a peine à brûler, ou mieux
encore une vapeur âcre, l'acide sulfureux, par exemple, avec cette différence que la muqueuse nasale
n'était le siége d'aucune irritation et qu'il n'y avait
pas de larmoiement. Les choses durèrent ainsi pendant plusieurs semaines, car ce ne fut guère qu'à la
fin du mois d'août que l'expectoration commença à
s'établir. Au reste, même apyrexie, tête parfaitement
libre, nul trouble du côté des voies digestives, pas de
douleur dans la poitrine, pas de sécheresse à la peau
ni de sueur insolite; bon appétit et bon sommeil; je
ne toussais pas la nuit.

L'expectoration augmenta lentement comme avait
fait la toux. Mais celle-ci, loin de s'amender par le
développement de l'autre, poursuivait au contraire
sa marche ascendante, si bien que, vers le milieu de
septembre, je me trouvais à peu près dans l'état que
voici :

Toux d'une violence extrême et presque incessante, dans la matinée, c'est-à-dire depuis l'instant où, quittant mon lit, je mettais pied à terre, jusqu'au milieu de la journée. La fraîcheur du matin, la plus imperceptible trace de fumée dans l'appartement, toute espèce de mouvement : parler, marcher, rire, fumer, manger, tout provoquait les quintes. Celles-ci s'accompagnaient d'un spasme de la glotte, mais qui, à l'inverse de ce qui a lieu dans la grippe ou dans la coqueluche, se manifestait exclusivement pendant l'inspiration, de telle sorte qu'il m'arrivait rarement de commencer un repas sans que, une quinte survenant, quelques parcelles d'aliments fussent entraînées dans les voies aériennes. Alors il me fallait quitter la table, car c'était une demi-heure de véritable angoisse et de toux à me rompre les cloisons intervésiculaires.

Accusant, à tort peut-être, l'usage du cidre, que j'aimais mais auquel je n'étais point accoutumé, j'avais cessé d'en boire; j'avais aussi presque entièrement cessé de fumer, ce qui me privait beaucoup, et de monter à cheval, cet exercice, dont j'avais pourtant une très-grande habitude, me devenant impossible. Les quintes s'éloignaient sensiblement dans l'après-midi et plus encore dans la soirée, si ce n'est à l'heure du repas. Elle manquaient totalement dans la première partie de la nuit; mais elles me réveillaient

invariablement entre trois et quatre heures du matin ;
après quoi je me rendormais et ne toussais plus
jusqu'à l'instant où je me levais. Expectoration très-
abondante de mucosités opaques, épaisses, agglomé-
rées et non filantes, comme dans le catarrhe suffocant,
douleur de brisement et, de temps en temps, fines
élancées, çà et là, dans les muscles du thorax et dans
les membres, autour des articulations. Du reste, pouls
à 70, pas d'amaigrissement, pas de sueurs nocturnes,
pas de douleurs fixes sous les clavicules ; ni palpitations, ni même d'oppression, si ce n'est parfois en
montant ; légère constipation ; bon appétit, que je
souffrais de ne pouvoir satisfaire. Enfin, malgré de
fâcheuses conjectures sur mon état, moins triste
qu'irritable, et même porté à la colère, ce qui n'est pas
ma disposition normale. Vingt fois peut-être, il m'arriva d'allumer un cigare, puis de le jeter et de
l'écraser du pied, avec une absurde fureur, en me
sentant pris d'une quinte à la première aspiration de
fumée. Je fis même mieux un jour : je brisai, ayant
grand'faim et ne pouvant manger, ma tasse de cho-
colat encore pleine ; ce qui me fit rire, l'instant après,
et aussi tousser de plus belle ; un vrai phthisique aurait
eu l'esprit beaucoup plus conservateur.

Heureusement la saison approchait de sa fin.
Comptant un peu, mais, hélas! sans raison, comme
on le verra, sur le bénéfice d'un changement d'air,

souvent si favorable aux affections spasmodiques des bronches, à la coqueluche, par exemple, il me tardait de quitter Bagnolles. Les quinze derniers jours que j'y passai me furent réellement des plus pénibles. Enfin le 1er octobre je me mis en route pour Paris ; je fis le voyage en chaise de poste, en compagnie d'un de mes clients. Nous couchâmes à Bayeux. Nuit exécrable! L'air de Paris me guérirait-il ? J'étais encore en droit de l'espérer ; mais, pour sûr, celui de Bayeux ne m'était point propice. Ne pouvant dormir, je me levai de bonne heure. Il faisait frais et je toussai à perdre haleine. Désirant visiter la ville et surtout laisser quelque repos à mon compagnon de route qui ne pouvait manquer de m'entendre, sa chambre n'étant séparée de la mienne que par une mince cloison, je sortis. Mais c'était pitié de me voir! Je ne pouvais faire dix pas sans m'arrêter pour tousser. Parmi les rares passants qui allaient à leurs affaires, les uns me regardaient d'un air de compassion ; les autres hochaient la tête d'une façon qui disait clairement : Pauvre diable, tu n'as plus longtemps à rester dans ce monde. Je les comprenais, ce qui me faisait sourire. Mais, au fond, j'étais dépité, et, sans avoir vu autre chose de la ville qu'une église et la place du marché, je rentrai à mon hôtel, pestant, maugréant, jurant, et ne tenant nullement à vivre plus longtemps si je devais vivre ainsi. Enfin, vers les neuf heures nous remontâmes en voiture, et le soir, j'étais à Paris.

Mais, dira-t-on sans doute, qu'aviez-vous fait pour vous guérir ? n'aviez-vous réclamé l'aide d'aucun de vos confrères ? Ne vous étiez-vous soumis à aucune espèce dé traitement ? Car enfin, il n'est guère dans les habitudes des médecins de croire que les maladies se guérissent d'elles-mêmes. — Eh ! plût à Dieu , répondrai-je , qu'il en fût ainsi pour bon nombre d'entre eux ! Ils épargneraient du moins à leurs malades les inutiles tortures qu'ils ajoutent à leurs maux. Mais enfin, je m'étais traité et je vais dire comment :

« C'est, prétend Hippocrate, dans l'emploi des moyens simples que les grands médecins diffèrent surtout des autres; » j'usai donc d'abord des moyens simples : tisanes de toutes sortes, *rafraîchissantes*, *mucilagineuses*, *délayantes*, *calmantes*, *pectorales*, *béchiques*, *anodines*, puis les pastilles et le sirop de Tolu, dont j'appréciai la saveur agréable. Mais, attendu, sans doute, que je n'étais pas un grand médecin, le père de la médecine se trouva dans son tort : tisanes, pastilles et sirop ne me firent aucun bien.

Un *looch kermétisé* me dérangea l'estomac en pure perte.

Un *looch opiacé* n'eut d'autre effet que de troubler mon sommeil et de me constiper pendant deux jours.

Le 2 septembre, un *vomitif*, autrement dit un gramme cinquante centigrammes de racine d'ipéca-cuanha en poudre. Médication stupide, recommandée pourtant par les *princes de la science!* Je n'en tirai d'autre profit qu'une matinée d'angoisses, cinq ou six vomissements pénibles, un état nauséeux et une soif incommode qui durèrent une bonne partie de la journée, sans pour cela que la nuit suivante fût sensiblement meilleure que celle de la veille.

Et cependant, va-t-on s'écrier, tout le monde sait que les vomitifs, et plus particulièrement l'ipéca-cuanha, se sont souvent montrés très-efficaces contre les catarrhes pulmonaires. — Je ne l'ignore nulle-ment, et, pour donner à l'objection toute la valeur qu'elle peut avoir, je citerai à son appui le passage suivant de Laennec :

« Parmi ces moyens (ceux dont les catarrhes mu-queux chroniques réclamaient l'emploi) aucun n'est plus souvent utile que les vomitifs répétés autant que le permettent la force du sujet et la manière dont il les supporte. J'ai guéri par ce seul moyen des catarrhes déjà fort anciens chez des vieillards, et surtout chez les adultes et les enfants. J'ai fait prendre, dans l'espace d'un mois, avec un succès complet, quinze vomitifs à une dame de 85 ans, maigre, mais qui d'ailleurs ne ressentait aucune des infirmités de la vieillesse, si ce n'est un catarrhe muqueux qui durait depuis dix-huit mois et qui était tellement abondant qu'elle rendait chaque jour environ deux livres de crachats ; elle a vécu huit ans après sa guérison. [1] »

Eh bien ! nonobstant le témoignage de *tout le monde*, et nonobstant le témoignage de Laennec, plus imposant que celui de tout le monde, je maintiens que l'emploi des vomitifs dans le traitement des catarrhes pulmonaires, constitue une médication déplorable, uniquement fondée sur une confusion d'idées, c'est-à-dire sur une des mille grosses erreurs qui forment la base de l'ancienne thérapeutique.

Oui, il est vrai, parfaitement vrai, je le reconnais, qu'on a vu *certains* catarrhes pulmonaires guéris, celui-ci par le kermès, celui-là par l'émétique, un troisième par l'ipécacuanha, de même qu'on en a vu guéris par l'arsenic, d'autres encore par le soufre, etc., etc. Mais s'ensuit-il que le kermès, l'émétique et l'ipécacuanha doivent en pareille occurrence leur efficacité à la propriété commune qu'ils ont de convulser l'estomac et de provoquer les vomissements ? Pas le moins du monde. Chacun de ces médicaments, ainsi que le démontre l'expérimentation physiologique corroborée par l'expérience clinique, correspond *à une forme particulière* de catarrhe pulmonaire

---

1. Laennec, *Op. cit.*, t. I, p. 187.

qu'il guérit SPÉCIFIQUEMENT et nullement parce qu'il fait vomir. Je dirai plus : c'est qu'il est aujourd'hui surabondamment prouvé que chacun de ces médicaments, administré non au hasard et à titre de *vomitif*, mais rationnellement, c'est-à-dire conformément au *principe* de *similitude, agit d'autant plus vite et d'autant plus sûrement sur l'affection bronchique, qu'il ne fait pas vomir.*

Ni le kermès ni l'ipécacuanha n'étaient donc des *vomitifs* appropriés à la nature particulière de ma maladie. Autrement, l'un ou l'autre, c'est-à-dire celui des deux qui se serait trouvé *homœopathique* à celle-là, tout en me faisant vomir, ce dont après tout je me serais volontiers passé, m'eût apporté nécessairement un soulagement considérable. Car voilà comment s'explique l'intervention si vantée, bien qu'en soi si repoussante et si pénible, des *vomitifs* dans les observations de catarrhes pulmonaires, publiées par Laennec et les autres auteurs. L'erreur déplorable des allopathes est de penser que les médicaments auxquels ils donnent le nom d'*évacuants*, n'ont d'action que sur les voies digestives. La virtualité de ces médicaments, si elle ne se perd pas entièrement, cesse au moins d'être appréciable au milieu des violentes et inutiles perturbations locales qu'ils déterminent, aux doses excessives où l'on a l'habitude de les administrer.

Le 4 et le 6 septembre, je pris de l'*eau de sedlitz*, autrement dit une solution gazeuse de sulfate de soude ou de sulfate de magnésie, *ad libitum*; les allopathes n'y regardent pas de si près. Mais pourquoi de l'eau de sedlitz? Je n'en sais vraiment rien.

Imbus, souvent à leur insu, des vieilles traditions galénistes, beaucoup de médecins, et j'étais alors du nombre, sont toujours prêts à attribuer un rôle capital aux *humeurs* dans toutes les maladies. C'est-à-dire qu'ils confondent les effets avec les causes, et prennent pour la maladie de sa nature, purement dynamique et par conséquent insaisissable, les sécrétions surabondantes ou plus ou moins viciées auxquelles elle peut donner lieu. Cette grossière théorie est d'autant plus accréditée qu'elle a pour elle l'assentiment ou pour mieux dire les préjugés des malades. Ces derniers, en effet, sont toujours *humoristes*, et tout ce qui, en médecine, ne tombe pas sous leurs sens, n'existe point pour eux. Comment, par exemple, persuader à un hydropique que le liquide séreux, que lui font rendre en abondance quelques pilules de gomme-gutte, ne constitue pas la cause première et unique de son mal? Comment lui faire comprendre que, pour le guérir, il s'agit beaucoup moins de le débarrasser mécaniquement de la sérosité qui encombre ses viscères que de remédier au désordre dynamique qui la fait se reproduire à mesure qu'il la rend ?

Quel malade n'est pas toujours disposé à évaluer, d'après le nombre et l'abondance de ses évacuations, les bienfaits qu'il est en droit d'attendre du purgatif qui lui a été prescrit ? C'est par la même raison que beaucoup de phthisiques, hélas! se croient d'autant plus près de toucher à leur guérison qu'ils expectorent davantage. Les illusions des médecins ne vont pas, Dieu merci! jusque-là, mais ils en ont d'autres de même nature et presque aussi grossières. Voyez, par exemple, dans les angines couenneuses, avec quelle ardeur ils concentrent leur médication sur la destruction des pseudo-membranes, comme si ces pseudo-membranes étaient pour eux la maladie elle-même, au lieu d'en être simplement le produit. Mais, dira-t-on, ces fausses membranes sont la cause de l'asphyxie? Dans quelques cas peut-être; plus rarement qu'on le pense, et la preuve c'est que (de l'aveu même de M. le professeur Trousseau, qui nous a donné de cette maladie une admirable description) de toutes les formes de diphtérite, la plus grave, la plus fréquemment mortelle, est celle où l'inflammation plastique se limite aux fosses nasales, en laissant libres, par conséquent, le larynx et la trachée. Ce ne sont donc pas les fausses membranes qui, dans ce cas, déterminent l'asphyxie. Qu'est-ce donc alors qui la produit, puisque enfin elle existe ? La maladie elle-même, qui stupéfie le cerveau, annihile les fonctions des nerfs pneumogastriques, et frappe ainsi de paralysie les muscles inspirateurs.

Mais, pour en revenir aux purgatifs, ce que nous venons de dire explique assez l'immense faveur dont ils ont joui et dont ils jouissent encore, malgré la guerre impitoyable que Broussais leur a faite tout le temps qu'il a vécu. Heureusement l'eau de sedlitz est un remède moins *incendiaire* que ne le prétendait Broussais. « Le médecin la conseille, disent MM. Trousseau et Pidoux, toutes les fois qu'il a besoin de produire un effet purgatif doux [1]. » Il est étrange combien pour l'homme qui depuis vingt ans pratique exclusivement l'homœopathie et qui a eu le temps d'oublier le vieux jargon de l'école, le langage des grands médecins de notre époque ressemble à celui des médecins de Molière! J'ai beau faire, je ne parviens point à garder mon sérieux lorsque je me demande dans quel cas le médecin a besoin de produire *un effet purgatif doux?*

Peut-être cependant est-ce lorsqu'il s'agit de ce qu'on nommait autrefois l'*état saburral des premières voies*, ou l'*embarras gastrique*. L'eau de sedlitz, en effet, produit sur l'homme sain, pendant un jour ou

---

1. *Traité de Thérapeutique et de Matière médicale*, t. I, p. 670.

deux, quelque chose d'analogue à cette petite maladie, qu'elle a donc pu quelquefois guérir *homœopa-
tiquement*, ce dont certainement ne s'est jamais
douté le médecin qui l'avait prescrite. Mais, contre
une affection chronique des bronches, l'eau de
sedlitz était, je l'avoue, un véritable non-sens.

Le 10 septembre, je m'appliquai un vésicatoire de
huit centimètres de diamètre sur la région sternale.

Comme de raison, il m'irrita, m'empêcha de dormir, me causa d'assez vives douleurs et finalement
ne me fit aucun bien. Je dois dire toutefois, pour
être juste, que pendant deux jours peut-être il me
sembla diminuer un peu l'expectoration, mais nullement la toux, qui n'en devenait au contraire que
plus fatigante. Bref, au bout d'une semaine, ayant
assez de l'expérience, et me disant avec Molière que
j'avais tout juste assez de force pour supporter mon
mal sans y ajouter l'incommodité du remède, je sup-
primai le vésicatoire, très-décidé cette fois à ne plus
me droguer d'aucune façon, et à attendre patiemment
de la nature ce qu'elle voudrait bien faire de
moi.

La nature cependant me traitait en marâtre. De
retour à Paris depuis trois semaines, je me trouvais
exactement dans l'état où j'étais à la fin du mois de
septembre : découragé, morose et surtout irritable,
ennuyé de moi et des autres, mangeant à peine pour

vivre, lisant des romans pour me distraire ou de la
médecine pour m'en moquer, enfin passant dans
mon lit quatorze heures sur vingt-quatre, ce qui
m'était odieux. La société de mes amis m'était pourtant agréable ; mais ils m'impatientaient et quelquefois tout simplement me faisaient mettre en colère en
me répétant sans cesse : « Vous devriez vous soigner,
il faudrait faire quelque chose, etc. » Comme si je ne
m'étais pas, durant trois mois, morfondu à me soigner.

J'en étais donc là, lorsqu'un matin, allant je ne
sais plus où, par le plus grand et le plus heureux
hasard, car je ne sortais plus que le moins possible,
je rencontrai presque à ma porte le docteur Giraud.

Nous causâmes, je lui exposai mon cas ; il voulut
bien monter chez moi, m'interrogea longuement, et
je ne trouvai point cette fois que son exploration fût
par trop minutieuse.

A ce propos, je dois faire un aveu : c'est que, si
dégoûté que l'on se croie de la vie, on ne laisse pas
que d'y tenir encore. Tandis que Giraud m'auscultait,
je scrutais à la dérobée, mais d'un œil avide, le jeu
de sa physionomie, tâchant d'y lire malgré lui, s'il y
avait lieu, ce que peut-être il craindrait de me dire.
Jamais les résonnances de la percussion n'avaient
aussi vivement captivé ma faculté d'entendre. Enfin, quand il eut fini, ce ne fut pas sans une secrète
anxiété que je lui adressai ce mot interrogateur :

— Eh bien ?

— Eh bien ! me répondit-il avec un mouvement d'épaules qui bien certainement n'avait aucun sens. ce qui ne l'empêcha pas de me paraître louche, eh bien ! je ne trouve rien.

— Comment ! rien ?

— Rien de grave, je veux dire... un peu d'engouement au poumon gauche, quelques râles muqueux et voilà tout.

— Est-ce guérissable ?

— Je le crois.

— Promptement ?

— Peut-être.

— En combien de temps ?

— Oh ! je n'en sais rien.

— Et que dois-je faire ?

— Envoyer chercher ceci, dit-il en s'asseyant à mon bureau pour écrire son ordonnance. Vous en prendrez seulement trois cuillerées par jour ; puis, la potion achevée... nous verrons.

Et il me quitta.

J'étais peu satisfait. J'avais trouvé du vague dans le diagnostic de mon confrère et plus de vague encore dans son pronostic. « Je le crois... peut-être... je n'en sais rien... » Rien n'était au fond plus raisonnable ; mais les malades, comme les enfants, goûtent peu la raison. Ils voudraient voir dans leur médecin un oracle infaillible ; s'il semble douter, c'est un ignorant, et s'il affirme, c'est souvent pis encore ; on l'accusera, s'il s'est trompé, de n'être qu'un charlatan.

La prescription de Giraud était ainsi conçue :

Prenez : Bryon. alb., 12 j. qt.
Aq. stil., 150 gram.

De la bryone, à la 12ᵉ dilution ! Voilà certes, pensai-je, qui ne me fera pas mourir, bien que les niais prétendent que les homœopathes sont des empoisonneurs. S'ils emploient les poisons, ils ne les prodiguent pas. Prendrai-je cette potion ? une potion ! c'est de l'eau pure. Est-ce que ce bon Giraud aurait compté sur l'aide de mon imagination ? C'est vraiment par trop bête ; je ne prendrai pas cela. Eh ! mon Dieu, est-ce donc beaucoup plus bête que tout ce que j'ai fait jusqu'à présent ? Je ne connais guère Giraud, mais Hahnemann, mais Pétroz, mais Frapart sont des hommes avec qui il faut compter. Et ma malade de cet été avec son *seigle ergoté à la* 3ᵉ *trituration !* La 3ᵉ dilution passe encore, mais la 12ᵉ ! la 3ᵉ, la 12ᵉ.... franchement, qui admet l'une n'est guère en droit de rejeter l'autre. Qu'est-ce que j'y risque en somme ? de mettre l'homœopathie au pied du mur, et voilà tout. Puisque j'étais décidé à ne plus rien faire dans le but de me guérir, au pis aller, je n'aurai fait que de me tenir parole. Allons, vite en voiture ; je vais chercher ma potion, puisque potion il y a.

Giraud m'avait indiqué la pharmacie de la rue du Helder et je m'y fis conduire. Mais, arrivé là, je ne sais quelle sotte honte s'empare de moi ; je me trouve ridicule et j'hésite. Ayant, je crois, peur d'être vu, comme un voltairien pris de velléité d'entrer dans une église, ou un dévot dans un mauvais lieu, je me promène à grands pas, le cœur me battant, pendant deux ou trois minutes, devant la porte de la pharmacie, au grand ébahissement de mon cocher qui me suit d'un œil inquiet et semble se demander si ce n'est pas un fou qu'il vient de conduire. Cependant, comme c'est l'heure des consultations et que les malades affluent, leur nombre me décide et j'entre enfin à mon tour ; j'observe avec curiosité, pendant qu'on exécute la prescription de Giraud, l'installation singulière mais vraiment confortable de cette pharmacie, où rien ne rappelle l'aspect des officines allopathiques. M'étant fait connaître au chef de l'établissement, il refuse de recevoir le prix de ma potion et se met à ma disposition avec une cordialité sans affectation, mais pleine de convenance. Je me retire et retourne chez moi. De la rue du Helder à la rue de Grenelle-Saint-Germain, que j'habitais alors, la distance est assez grande. Aussi, ai-je, chemin faisant, deux ou trois fortes quintes et une autre formidable

qui dure plusieurs minutes en montant mon escalier,
bien que je demeure au premier étage.

A trois heures et demie, je prends une première
cuillerée de ma potion, à laquelle je ne trouve d'ailleurs d'autre goût que celui de l'eau ordinaire très-
légèrement alcoolisée. Est-ce illusion ? mais il me
semble que j'en éprouve *presque immédiatement* un
sentiment de bien-être. Au bout de *moins d'un quart
d'heure* des mucosités, qui semblent se détacher spontanément de ma gorge, me donnent le besoin de
cracher, et je crache, en effet, mais sans tousser.

A cinq heures, *je n'ai pas encore toussé une seule
fois.* — Nouvelle cuillerée de potion.

Une heure encore s'écoule *sans la plus légère
quinte.* Il est six heures, j'ai grande envie de prendre
une troisième cuillerée, mais c'est l'heure de mon
dîner. Triste expérience, qui sans doute va rompre
le charme.... Eh bien! non... je mange sans tousser, ce qui ne m'est pas arrivé depuis longtemps.
Je n'ose encore me réjouir, mais cela est étrange et
j'en éprouve comme une sorte d'étonnement stupide.

Une heure se passe, deux heures se passent, la
soirée entière se passe, et je ne tousse pas ! mais pas
une seule fois !

A onze heures, troisième cuillerée. Nuit excellente!
Nuit comme je n'en ai pas eue depuis deux mois!

Ai-je toussé en dormant? je l'ignore; ce qu'il y a
de sûr, c'est que la toux ne m'a pas réveillé. J'ai
dormi d'une seule traite de onze heures à sept heures
du matin.

Mais voici l'instant que je redoute! Je saute hors
de mon lit et j'attends la quinte... qui ne vient pas.
Je crache une ou deux fois sans tousser, comme je
l'ai fait la veille, et rien de plus. Je m'habille, je me
lotionne le visage, je m'agite, je me démène, je prends
un fleuret et je m'escrime; je me livre aux mouvements les plus désordonnés, je respire à pleins poumons, je déclame, je crie, je ris de mes folies, enfin
je fume... et je ne tousse pas. J'étais guéri, mais bien
guéri, radicalement guéri. Je jure sur ce que j'ai de
plus sacré au monde, sur la tombe de mon père et
sur la vie de mon enfant, que ce que je raconte est la
vérité, l'exacte vérité, sans que je l'aie altérée d'un
mot, d'une syllabe.

Ah! que ne donnerais-je point pour que pareille
chose fût arrivée à M. le professeur Trousseau! On
assure qu'il y a dix-huit ou dix-neuf ans il n'a tenu
qu'à un fil qu'il se rendît à l'évidence de la médication homœopathique! pourquoi ce fil s'est-il trouvé
là? Avec sa position dans la science et dans le monde,
avec son grand esprit, son savoir, sa parole abondante et limpide, son style séduisant et son ardeur
pour le travail, quelle impulsion n'eût-il pas donnée

à la découverte de Hahnemann! Monsieur Trousseau, vous avez failli à votre destinée! Dans cinquante ans, votre nom, sans doute, ne sera point oublié. Les érudits auront lu vos livres et les citeront encore, comme ils citent aujourd'hui ceux de Sydhenam, de Baglivi, de Stoerk, etc.; mais soyez sûr qu'il ne sera plus question de votre thérapeutique; car la vérité seule est éternelle. Qui se soucie, de nos jours, de la thérapeutique de Gui Patin? Qui saurait même qu'il a vécu, si son esprit atrabilaire et sa verve sarcastique ne s'étaient exercés sur des sujets étrangers à la médecine. La vérité est que Gui Patin aurait eu peu de chance de s'immortaliser, s'il se fût contenté de faire la guerre à l'antimoine. Mais vous, monsieur Trousseau, ne craignez-vous donc pas d'accepter aux yeux de la postérité le rôle odieux ou ridicule des anti-circulationistes, en attaquant, comme vous le faites, la plus immense découverte qui, depuis l'ère des temps historiques, ait peut-être été faite dans les sciences médicales?

Je n'avais qu'une idée : voir Giraud et me jeter dans ses bras, car on ne saurait concevoir l'exaltation dans laquelle j'étais. Je sortis donc pour me rendre chez Giraud. Je marchais d'un pas précipité, fier de pouvoir marcher ainsi. Je crois que dans ce moment le retour d'une quinte m'eût poussé au suicide. Du plus loin que j'avisais, dans la rue, des personnes de

ma connaissance ou même que je connaissais à peine,
je courais à elles pour leur faire part du *miracle* de
ma guérison. Les uns me félicitaient cordialement,
mais sans partager mon enthousiasme; les autres ne
m'écoutaient qu'avec distraction et par pure politesse;
d'autres enfin, des esprits forts, semblaient prendre
en compassion ma puérile crédulité : « C'est que vous
deviez guérir, » me disaient-ils en souriant d'un air
qui signifiait clairement : « Notre opinion là-dessus
est faite et archifaite, et il faudrait pour l'ébranler
autre chose que vos contes bleus. » Je les aurais volontiers pris à la gorge.

Giraud n'était point chez lui, ce qui me contraria.
Le lendemain, je lui écrivis; mais, par un inconce-
vable oubli, ma lettre ne fut pas mise à la poste, et
je la retrouvai six semaines ou deux mois après sur
mon bureau. Il s'ensuivit, circonstance fatidique, que
Giraud ne sut jamais l'inappréciable service qu'il
m'avait rendu. Lui et moi nous ne nous rencontrâmes
que plusieurs années après, c'est-à-dire en 1848, à la
réunion électorale des médecins, salle Montesquieu;
et comme dans ce moment la politique travaillait
exclusivement toutes les têtes, il ne fut point question
entre nous de la maladie pour laquelle il m'avait si
heureusement prêté son assistance.

Dépité de n'avoir pas trouvé Giraud et éprouvant le
besoin de m'épancher, je courus chez Pétroz, qui de-

meurait alors rue *des Trois-Frères :* tout cela à pied,
sans fatigue et sans toux.

La voiture de Pétroz était dans sa cour; on dételait
son cheval, il était donc chez lui. En effet, on m'annonça et il me reçut immédiatement tout en achevant
son déjeuner.

« Ah! pour le coup, lui dis-je, en lui serrant la
main avec effusion, pour le coup, je suis des vôtres;
puis je lui contai au long mon histoire, qui parut lui
faire grand plaisir. Il souriait en m'écoutant avec une
extrême attention. Quand j'en arrivai à la prescription
de Giraud que je lui présentai, il mit ses lunettes, la
lut, me la rendit en me disant « Oui, c'était bien
cela, » et il se remit tranquillement à manger; son
peu de surprise me confondait.

« Mais songez donc, monsieur Pétroz, lui dis-je,
qu'hier encore, à pareille heure, il m'eût été impossible de venir chez vous à pied, impossible de vous
parler comme je vous parle.

— Oh! dit-il, vous en verrez bien d'autres! »

Pétròz mit à ma disposition ses conseils, ses livres
et ses notes particulières, toutes choses dont je ne
manquai pas de profiter dans la suite, car, à partir
de ce jour, jusqu'à sa mort, il ne cessa de me témoigner une véritable amitié.

La première chose que je fis en rentrant chez moi
fut de chercher le *pourquoi* de ma guérison. Pour cela,

je lus d'abord dans les livres classiques l'histoire de la bryone, puis, dans la *Matière médicale pure*, la pathogénésie de ce médicament.

La bryone, ainsi que la coloquinte et l'élatérium, forme un genre de la famille des cucurbitacées. Celle que l'on emploie dans les officines, quand on l'y emploie, car elle ne figure plus guère aujourd'hui que pour la forme dans les traités de matière médicale allopathique [1], est la bryone blanche, *Bryonia alba* ou vulgairement *couleuvrée*. Je me souvenais parfaitement d'avoir vu cette plante très-commune dans nos haies, avec ses feuilles palmées à cinq lobes, sa tige grimpante, ses vrilles axillaires, ses fleurs en grappes et sa grosse racine fusiforme, marquée de stries circulaires, blanchâtre, amère et nauséeuse, ce qui lui a valu de nos paysans le surnom de *navet du diable*.

Son histoire médicinale se réduit presque à rien. Murray lui consacre à peine trois pages dans le premier volume de son *Apparatus medicaminum*, et ces trois pages sont à peu près entièrement dépourvues d'intérêt; pour lui comme pour tous les auteurs qu'il cite, la bryone est un *drastique*, un *hydragogue*, recommandé à ce titre contre les *hydropisies* et au moyen duquel Arnold de Villeneuve aurait guéri des

---

1. Alibert et Giacomini n'en font pas même mention.

épileptiques, ce qui est douteux sans être absolument incroyable.

Mérat et de Lens, dans leur *Dictionnaire universel de matière médicale*, traduisent et paraphrasent les trois pages de Murray, en y ajoutant quelques extraits d'une brochure publiée en 1783, et dont l'auteur, Harmand de Montgarny, propose la bryone comme *succédané de l'ipécacuanha* dans les *affections dyssentériques* [1].

Enfin, MM. Trousseau et Pidoux résument en quatre lignes toutes les vertus thérapeutiques de la bryone : « La racine de bryone, disent ces auteurs, est employée dans les mêmes circonstances que la coloquinte et l'élatérium : elle possède des propriétés purgatives énergiques. » Voilà ce qui s'appelle traiter cavalièrement un sujet.

Les traditions populaires offrent peut-être à l'égard de la bryone plus d'intérêt que n'en présentent les écrits des médecins.

Dans l'est de la France, les habitants de nos campagnes se purgent avec le suc de sa racine, qu'ils recueillent en pratiquant dans celle-ci une excavation où dans l'espace d'une nuit il s'accumule en quantité suffisante. Mais ils font de cette racine un autre usage encore. Ils la coupent en petits morceaux qu'ils font

1. *Nouveau traitement des maladies dyssentériques,* par Harmand de Montgarny, in-4°. Verdun, 1813.

sécher au four et qu'ils conservent précieusement,
pour, les cas échéants, se guérir des *hernies*.

Ce n'est pas ici le lieu de rechercher ce que cette
croyance populaire peut offrir à la fois de judicieux et
d'absurde. Est-il jamais arrivé qu'une hernie ait été
réduite par l'usage interne et plus ou moins prolongé
de la racine de bryone? Non-seulement ce n'est point
impossible, c'est au moins vraisemblable. « Beaucoup
d'erreurs, dit d'Alembert, ont leur noyau de vérité. »
Mais la question n'est pas là, et voici le fait où je voulais en venir :

Je me souvenais parfaitement d'avoir vu, dans un
village de la Côte-d'Or, il y a de cela bien longtemps,
une pauvre femme de cinquante ans, la femme d'un
vigneron, qui, pour se guérir d'une hernie apparemment incurable, avalait chaque jour, depuis quatre
mois, de dix à douze grains de bryone. Or, de tous
les désordres évidemment provoqués par cette longue
intoxication, celui qui me frappa le plus fut l'existence d'un *catarrhe pseudo-membraneux* passé à l'état
chronique. « Il *y a des* PEAUX *dans mes crachats*, me
disait cette femme, *j'en rends tous les matins, quelquefois de longs morceaux, et il s'en détache même de
mon palais et de ma gorge.* » Ce qu'en effet je constatai.
Et ce fut sur la foi de cette observation, corroborée
d'ailleurs par une étude approfondie de la pathogénésie de la bryone, que j'administrai, avec succès,

ce médicament, d'abord concurremment avec l'ipéca-
cuanha, puis seul, dans la *diphtérite ;* traitement que
j'ai consigné dans mon *Traité des maladies des enfants*
et qui, entre les mains d'un grand nombre d'homœopathes, dont je conserve précieusement les témoi-
gnages, a maintes et maintes fois donné les résultats
les plus heureux.

La pathogénésie de la bryone, qui, quelques mois
auparavant, m'eût mis à bout de patience, était dès
lors pour moi pleine d'intérêt. Je la lus et la relus
avec une sorte d'acharnement.

Des sept cent quatre-vingt-un symptômes qu'elle
comprend, le plus grand nombre ne me semblaient
point se rapporter à la maladie que j'avais eue; d'où
je conclus que la bryone pouvait convenir à bien
d'autres affections morbides qu'aux catarrhes pulmonaires. D'autres symptômes me remettaient en mémoire de fugitives sensations que j'avais éprouvées,
mais dont je n'avais pas tenu compte. Dans d'autres
enfin, je retrouvais une image fidèle et parfois saisissante de ce que j'avais ressenti.

Quoi qu'il en soit, je pris le parti d'adopter à l'avenir, pour l'étude de chaque médicament, la marche
que je venais de suivre pour l'étude de la bryone.
C'est-à-dire que je me proposai de rédiger, pour mon
usage personnel, une sorte de *compendium*, ou, si l'on
veut, de registre à partie double et dans lequel je

mettrais en regard, pour chaque médicament, d'un côté le résumé le plus complet qu'il me serait possible de faire des éléments fournis par la tradition, et de l'autre la pathogénésie publiée par Hahnemann ou ses disciples. Comme on le voit, c'était pour ainsi dire un pont que je concevais l'espérance de jeter entre l'ancienne matière médicale et la matière médicale hahnemannienne ; convaincu que, parmi les documents thérapeutiques que nous offrait la tradition, il y en avait de précieux et qui, pour acquérir toute leur valeur, n'avaient besoin que d'être éclairés par la loi nouvelle.

C'est de ce travail, poursuivi sans relâche pendant plusieurs années, que sortit à la fin le livre que j'ai publié sous le titre de *Systématisation pratique de la matière médicale homœopathique*. Ce livre, qu'il ne m'appartient pas de juger, n'était pas apparemment dénué de toute valeur, puisqu'on l'a jugé digne d'être traduit dans presque toutes les langues de l'Europe. Et cependant les journaux allopathiques, qui rendent compte journellement de tant de pauvretés, se sont rigoureusement abstenus d'en parler. Je constate le fait sans m'en plaindre, car tous les livres importants qu'a produits notre école, le *Traité des maladies vénériennes* de M. Léon Simon fils, par exemple, et beaucoup d'autres, ont tous eu le même sort. C'était, comme on l'a dit, la *conspiration du silence*, conspiration qui dure encore, qui prouve chez ses auteurs plus de passion que de justice, mais qui, au fond, n'entrave que bien peu l'essor de la vérité.

Tout en me livrant assidûment à l'étude de la matière médicale, je lisais l'*Organon* et le *Traité des maladies chroniques*, en un mot, je m'efforçais de m'assimiler dans son ensemble la doctrine de Hahnemann. Les principes sur lesquels elle repose, tant en physiologie qu'en pathologie et en thérapeutique, se lient étroitement entre eux et forment un tout d'une incomparable harmonie. Cependant je dois avouer que mon esprit, encore pénétré des idées de Cabanis et de Broussais, mes premiers maîtres, ne se prêtait pas sans une certaine résistance aux spéculations vitalistes de Hahnemann, bien qu'elles me parussent toutefois plus plausibles que celles de Stahl et surtout de Van Helmont.

La *force vitale* de Hahnemann,— qui rappelle évidemment un des plus anciens concepts de la métaphysique, à savoir un principe intermédiaire entre le corps et l'âme, quelque chose comme l'*esprit* (*spiritus*), que saint Paul distingue de l'*âme* (*anima*), comme la nature d'Hippocrate, et le *principe vital* de Barthez,— diffère pourtant de ces hypothèses, en cela que le fondateur de l'homœopathie ne semble pas en faire une *substance* distincte. L'organisme, dit-il, est bien l'instrument matériel de la vie; mais on ne saurait pas plus le concevoir non animé par la force vitale, sentant et gouvernant d'une manière instinctive, que cette force vitale ne peut être conçue indépendamment de l'organisme. *Tous deux ne font qu'un, quoique notre esprit partage cette unité en deux idées, mais uniquement pour sa propre commodité* [1]. »

Cette proposition, me parut-il, dégageait la doctrine de Hahnemann des subtilités de la métaphysique pure, pour la placer exclusivement dans le domaine des faits, ce qui répondait bien aux tendances naturelles de mon esprit.

Toutes les grandes questions que cette doctrine embrasse, tant en pathologie qu'en thérapeutique, furent pour moi l'objet de profondes méditations, que parfois, de loin en loin, dans mes moments perdus, je résumais sans transitions et sous forme de notes dans un cahier consacré à cet usage. J'ai conservé ce cahier; je l'ai là sous les yeux. Peut-être ne trouverait-on dans ce qu'il contient rien de nouveau, et par conséquent rien de bien intéressant. Peut-être même mes idées n'y sont-elles pas toujours en parfaite concordance avec les idées du maître; mais la science, Dieu merci! n'est point une religion. Et comme, en définitive, le principal objet de ce petit

1. *Organon*, p. 110.

ouvrage est de montrer par quelles réflexions, aussi bien que par quelles observations on peut être conduit à reconnaître la vérité de l'homœopathie, on me pardonnera de transcrire ici quelques-uns des paragraphes de mon vieux *cahier de notes.*

I

La *force vitale* est pour le moins une hypothèse nécessaire, et sans laquelle il devient impossible de concevoir la vie organique. Mais elle est plus que cela, elle est un fait : elle est la vie elle-même dont les facultés de sentir et d'agir sont la double manifestation ; la nier serait nier la vie.

II

Qu'on la désigne comme on voudra ; qu'on l'appelle *âme, esprit, nature, archée, principe vital;* qu'on en fasse un agent immanent ou communiqué, préexistant à l'individu et destiné à lui survivre ou à s'éteindre avec lui, ou bien encore une simple abstraction, une qualité propre à l'être vivant comme le type et la forme, on n'en est pas moins forcé de reconnaître qu'elle existe.

III

Un de mes confrères, le docteur X, me disait, il y a peu de jours : « Je nie votre *force vitale* en tant

qu'être immatériel. Je la nie parce que je ne puis ni
la comprendre ni même la concevoir. Si encore vous
en faisiez une matière quelconque, aussi subtile qu'il
vous plairait, un fluide, un impondérable, un agent
comme l'électricité, quelque chose enfin, peut-être
mon esprit se déciderait-il à l'admettre, parce qu'a-
lors il la concevrait. Mais non, rien ! un être abstrait !
un être qui n'existe pas et dont vous prétendez me
faire accepter l'existence. » — Ce à quoi je répondis :
« La pierre que vous lancez et qui n'a plus rien de
commun avec vous, dès l'instant où votre main la
laisse échapper, cette pierre ne se meut-elle pas par
le fait d'un agent immatériel qui, à ce titre, ne serait
rien pour vous, et qui pourtant est quelque chose ?
Imaginez (ce qui ne peut être, mais se conçoit à merveille) un coup de canon tiré dans le vide. Le boulet
conservera, *de toute éternité*, l'impulsion et les divers
mouvements qu'il aura reçus de l'explosion de la
poudre. Or, je vous défie de soutenir qu'il n'existera
pas dans ce boulet deux principes distincts et tous
les deux aussi réels l'un que l'autre, bien que l'un
soit immatériel, *la force.* »

IV

La force vitale, la force en vertu de laquelle se
meut un projectile lancé dans l'espace, ou bien
la force complexe qui détermine l'évolution des globes

célestes, sont-elles toutes identiques entre elles? Je
ne le crois pas. Sont-elles analogues? Peut-être. Sont-
elles de même catégorie? Je n'en sais rien.

V

Mais, dira-t-on, qui vous assure que la force vitale,
privilége exclusif des êtres organisés, n'est pas la
résultante des forces inhérentes aux molécules inor-
ganiques dont ces êtres sont composés? Qui vous
assure, en un mot, que la vie organique, le type étant
donné, soit autre chose qu'une transformation variable et compliquée de l'affinité atomique? Ce qui
m'en assure, c'est l'expérience. Les forces inhérentes
à la matière inorganique, la pesanteur, l'adhésion,
les affinités moléculaires existent tout aussi bien dans
l'homme vivant que dans le cadavre. Pourquoi donc
n'agissent-elles pas aussi bien sur l'homme vivant
que sur le cadavre qu'elles dissolvent en si peu de
temps? Parce que dans l'homme vivant, elles sont
neutralisées et maîtrisées par une puissance d'un
ordre supérieur, dont elles sont les antagonistes, mais
les antagonistes subordonnés; puissance qui n'est
autre que la vie individuelle elle-même, autrement
dit la force vitale.

VI

La force vitale, inhérente au type, essentiellement

individuelle, se développant avec l'être qu'elle anime,
s'affaiblissant avec lui et disparaissant quand il meurt,
diffère surtout en cela des forces brutes de la nature,
qu'elle peut être modifiée, augmentée, diminuée,
déviée et ramenée à sa direction primitive. Ses dévia-
tions congéniales produisent les difformités indivi-
duelles, les *monstres*.

VII

« Dans l'état de santé, la force vitale qui anime
dynamiquement la partie matérielle du corps, exerce
un pouvoir illimité. Elle entretient toutes les parties
de l'organisme dans une admirable harmonie vitale,
sous le rapport du sentiment et de l'activité, de manière que l'esprit doué de raison qui réside en nous
peut librement employer ces instruments vivants et
sains pour atteindre au but élevé de notre existence [1]. »

VIII

« L'organisme matériel supposé sans force vitale
ne peut ni sentir ni agir, ni rien faire pour sa propre
conservation. C'est à l'être immatériel seul qui l'a-
nime dans l'état de santé et de maladie, qu'il doit le

1. *Organon*, p. 110.

sentiment et l'accomplissement de ses fonctions vi-
tales [1]. »

IX

« Quand l'homme tombe malade, cette force spirituelle, active par elle-même et partout présente dans
le corps, est au premier abord la seule qui ressente
l'influence dynamique de l'agent hostile à la vie. Elle
seule, après avoir été désaccordée par cette percep-
tion, peut procurer à l'organisme les sensations désa-
gréables qu'il éprouve, et le pousser aux actions
insolites que nous appelons maladie. Étant invisible
par elle-même, et reconnaissable seulement par les
effets qu'elle produit dans le corps, cette force n'exprime et ne peut exprimer son désaccord que par une
manifestation anormale dans la manière de sentir et
d'agir de la portion de l'organisme accessible aux
sens de l'observateur et du médecin par des symptômes de maladie [2]. »

X

Toutes nos maladies, sans exception, quelles que
soient leurs causes, sont donc essentiellement et exclusivement dynamiques, puisque chacune d'elles ne consiste que dans un trouble particulier de la force vitale.

1. *Organon,* p. 108.
2. *Id.,* p. 109.

Mais il ne s'ensuit pas que les causes qui les produisent soient toujours et nécessairement de nature dynamique; car, si le désaccord de la force vitale
amène inévitablement dans les organes des désordres
appréciables aux sens, les lésions matérielles de toute
sorte auxquelles ces organes sont directement exposés,
déterminent, à leur tour, le désaccord de la force vitale.

XI

Nous pouvons conclure de là, que toutes les maladies, quelle que soit leur origine, sont toujours générales, c'est-à-dire que toujours elles intéressent l'organisme dans sa totalité; bien qu'on puisse dire en
toute rigueur que celles qui résultent de lésions matérielles sont primitivement locales, et que celles qui
sont dues à des causes dynamiques, sont primitivement générales.

XII

Les causes de nos maladies peuvent se partager en
quatre classes distinctes, à savoir :

1º *Les causes mécaniques* (violences extérieures,
chutes, contusions, blessures, etc.);

2º *Les causes physiques* (insolation, brûlures, congélation, action de la foudre, d'une lumière excessive, etc.);

3° Les *causes chimiques* (poisons corrosifs, tels que les acides ou les alcalis concentrés, etc.);

4° Enfin les *causes dynamiques* (miasmes, émotions morales).

Mais les causes de cette dernière classe sont les seules qui, en agissant directement sur la force vitale, produisent d'emblée la maladie; les autres ne la produisent que médiatement. Remarquons, en effet, que la lésion matérielle, si grave qu'elle soit, et bien qu'elle puisse occasionner une mort immédiate, par la destruction d'organes indispensables à la vie, ne saurait pourtant être considérée comme la maladie elle-même. C'est le *traumatisme* et non la blessure qui constitue la maladie : distinction que, de toute évidence, comportent également les lésions physiques ou chimiques et les réactions morbides qui leur succèdent.

XIII

Les maladies ont-elles leur existence propre ou ne sont-elles que des manières d'être de l'organisme vivant ? Ne semble-t-il pas que cette question transporte, en pathologie, celle qui partage encore les physiciens et les laisse indécis entre la *théorie de l'émission* et la *théorie des vibrations*. Tout ce qu'on peut dire à cet égard, c'est que, pour l'observateur, la maladie et le malade ne font qu'un.

XIV

Cependant j'admets volontiers que toute maladie a son *germe*, comme tout être organique a le sien; mais avec cette réserve que ce germe n'est, *dans un cas comme dans l'autre*, qu'une FORCE PURE, dont la virtualité exige d'ailleurs pour se manifester certaines conditions nécessaires. De même que le gland ne produira le chêne qu'autant qu'il. sera placé dans un milieu approprié à sa destination, de même le miasme ne deviendra la maladie qu'autant qu'il rencontrera dans l'individu certaines dispositions à la contracter. De là l'immunité singulière dont semblent jouir bon nombre de personnes, relativement à certaines épidémies.

XV

Les germes de nos maladies seraient donc des forces spécifiques, dont chacune jouirait de la propriété de désaccorder la force vitale d'une certaine façon, plus ou moins variable néanmoins, et pour un temps plus ou moins déterminé (d'où les *types* en pathologie). Ces germes peuvent nous venir du dehors. Il nous sont alors transmis par le contact, par l'air, par des effluves de différentes espèces, peut-être même par l'électricité. Mais nous pouvons aussi les avoir en nous, les avoir reçus avec la vie, les porter dans notre organisme, à l'état latent, pendant des années, pendant notre existence entière. Ces germes, enfin, peuvent traverser plusieurs générations [1] sans que rien prouve qu'ils existent, si ce n'est, d'intervalle en intervalle, la constatation d'une même maladie (comme la goutte, la phthisie, l'épilepsie, les dartres, etc.), qui semble se perpétuer indéfiniment, bien qu'avec des intermittences, chez les membres d'une même famille.

XVI

De même qu'il y a des plantes annuelles, bisannuelles et vivaces, il y a des maladies de courte durée, de durée moyenne et de longue durée. Il y en a qui durent autant que la vie. Peut-être même en existe-t-il qui ne s'éteignent qu'après plusieurs générations. Il y en a de légères, de graves, de fatalement mortelles (celles, par exemple, telles que la rage et le cancer, dont il n'existe point un seul cas de guérison spontanée). Mais parmi celles qu'on a vues souvent guérir sans aucun traitement ou en dépit d'un traitement plus nuisible qu'utile, beaucoup, dans certains cas, pourraient avoir une issue funeste sans le secours

---

1. Comme ces grains de blé trouvés dans les sarcophages égyptiens et qui, ainsi que l'a prouvé l'expérience, avaient conservé pendant trois mille ans leur force reproductive.

d'un art intelligent : la médecine a donc sa raison
d'être.

XVII

« Notre force vitale étant une puissance dynamique,
l'influence nuisible, sur l'organisme sain, des agents
hostiles qui viennent du dehors troubler l'harmonie
du jeu de la vie ne saurait donc l'affecter que d'une
manière purement dynamique. Le médecin ne peut
donc plus remédier à ses désaccords (les maladies),
qu'en faisant agir sur elles des substances douées de
forces modificatrices, également dynamiques ou vir-
tuelles dont elle perçoit l'impression à l'aide de la
sensibilité nerveuse présente partout. Ainsi les médicaments ne peuvent rétablir et ne rétablissent réellement la santé et l'harmonie de la vie, qu'en agissant
dynamiquement sur elle, après que l'observation
attentive des changements accessible à nos sens dans
l'état du sujet (ensemble des symptômes), a procuré
au médecin des notions sur la maladie, aussi com-
plètes qu'il avait besoin d'en avoir pour être en mesure de la guérir [1].

XVIII

Comme il nous est bien difficile de concevoir une

---

1. *Organon*, p. 110.

force séparée de la matière où nous la constatons, il nous est également bien difficile de concevoir une force agissant directement sur une autre force, c'est-à-dire sans l'intermédiaire de la matière. Et cependant c'est ce qui semble avoir lieu de la force virtuelle des médicaments relativement à la force vitale. En effet, la puissance modificatrice des médicaments infinitésimaux ayant été des millions et des millions de fois constatée, elle n'est plus contestable que pour ceux qui se sont obstinés jusqu'ici à ne pas vouloir expérimenter ces médicaments. Et si, d'autre part, on réfléchit à la prodigieuse atténuation de la matière dans les infinitésimaux les plus ordinairement employés par les médecins homœopathes, il devient impossible d'attribuer les effets qu'ils en obtiennent à l'action mécanique, physique ou chimique de cette matière. L'action directe des médicaments dynamiques sur la force vitale est donc une hypothèse que nous sommes obligés d'admettre.

XIX

Les moyens à l'aide desquels nous pouvons remédier à nos maladies sont, ainsi que les causes de ces maladies, de quatre espèces différentes : *mécaniques, physiques, chimiques* et *dynamiques.*

Les *moyens mécaniques* comprennent : les procédés

chirurgicaux [1] et orthopédiques, la gymnastique médicale [2], les frictions sèches sur la peau [3], etc.

1. Les procédés chirurgicaux sont indispensables toutes les fois
qu'il s'agit, comme dans les fractures, de rétablir et de maintenir
dans leurs rapports naturels des parties divisées, de réduire une
hernie qui menace de s'étrangler, d'extraire un corps étranger,
d'arrêter une hémorrhagie par la ligature de gros vaisseaux, d'am-
puter un membre broyé ou frappé de gangrène, etc., etc. Mais il faut
convenir qu'on fait souvent, de ces procédés manuels, un abus déplorable. L'extraction, par exemple, d'un *vrai cancer*, particulièrement chez un sujet cachectique, est, dans l'état actuel de la science,
une de ces monstruosités qui devraient tomber sous le coup de la
loi. Et, d'autre part, quel malheur que les chirurgiens, dans les cas
où leur intervention est nécessaire, ne complètent presque jamais
leur œuvre par l'administration interne des agents propres à combattre dynamiquement le traumatisme! Que d'accidents, consécutifs aux opérations, l'*arnica* seul ne préviendrait-il pas! Certes,
nous ne manquons pas de chirurgiens intelligents, habiles, ingénieux; je les adjure donc, au nom de leur art et de l'humanité, de
mettre de côté des préjugés, auxquels d'ailleurs la plupart
d'entre eux ne tiennent guère, pour faire l'essai tout au moins,
et, à défaut de mieux, de simples infusions répétées de *fleurs
d'arnica* dans toutes les formes du traumatisme, y compris même
le *tétanos*. Ce n'est pas tout que de se servir, avec plus ou moins
de dextérité, de ses mains ou de ses instruments, il faut venir en
aide à la force vitale qui, l'opération faite, va se trouver seule en
jeu.

2. La gymnastique médicale, lorsqu'elle est bien entendue, peut,
en développant artificiellement des muscles atrophiés, remédier à
des difformités, même fort anciennes. La gymnastique fait, d'ailleurs, partie nécessaire de l'hygiène des enfants. Je ne saurais trop
recommander, à ce propos, le gymnase que M. le docteur Braud a
fondé e puis quelques années (rue Saint-Lazare, 97), et qu'il dirige
avec autant de zèle que d'habileté.

3. *Les frictions*, moyen presque toujours innocent et qui, cependant, peut, dans certains cas, dans les asphyxies, par exemple, contribuer à ranimer la circulation.

Les *moyens physiques* consistent dans l'emploi des impondérables (calorique, électricité [1]), dans l'hydrothérapie, les frictions avec la neige dans les cas de congélation [2], etc.

Les *moyens chimiques* se réduisent à l'administration des antidotes dans les empoisonnements.

Enfin les *moyens dynamiques*, dont toutes les maladies, les empoisonnements et les maladies dites chirurgicales, aussi bien que les affections miasmatiques,

---

1. L'électricité s'est montrée particulièrement efficace dans les paralysies causées par la foudre, c'est-à-dire..... par l'électricité. Son emploi, en pareil cas, n'est pourtant pas *homœopathique* comme on pourrait le supposer, mais seulement *isopathique,* ce qui est très-différent. Il en est de même des pratiques populaires qui consistent à approcher d'un feu ardent une partie légèrement brûlée, ou à frictionner avec de la neige un membre engourdi par le froid et menacé de congélation.

2. Un médecin de ma connaissance m'adressa un jour cette question : Que prescririez-vous à un homme qui viendrait d'avaler vingt grammes d'acide sulfurique? — Soixante grammes de magnésie, répondis-je sans hésiter. — Ah! vous convenez donc, s'écria alors mon confrère triomphant, qu'il est au moins des cas où vous ne croyez plus aux infinitésimaux? — Pardon, répliquai-je, j'y crois dans tous les cas, et, bien certainement, leur emploi trouverait son tour dans celui que vous supposez ; mais ne confondons pas le rôle du médecin avec celui du chimiste. Avant de traiter la maladie, le plus pressé est d'arrêter les ravages du caustique en le neutralisant. Ce serait donc au poison et non au malade que s'adresseraient mes soixante grammes de magnésie.—Hors les cas analogues à celui que je viens de mentionner, l'application de la chimie au traitement des maladies est une des plus grossières erreurs qui aient jamais envahi le domaine de la médecine.

réclament l'emploi, constituent presque à eux seuls toute la thérapeutique.

XX

La puissance dynamique des médicaments est aussi incontestable que leur virtualité. Car si cette puissance n'existait pas, il serait impossible de dire pourquoi l'eau n'enivre pas tout aussi bien que le vin; pourquoi une teinture alcoolique de belladone ou de digitale donnerait lieu à des effets différents de ceux que produirait de l'alcool pur.

Ce qui distingue particulièrement l'action dynamique de l'action chimique, c'est que la première ne se manifeste que chez l'être vivant, tandis que l'autre s'exerce indifféremment sur les tissus vivants et sur les tissus morts. D'ailleurs, toute action chimique consistant dans une décomposition atomique d'où résulte un ou plusieurs produits nouveaux, suppose nécessairement entre la matière décomposante et la matière décomposée certaines relations quantitatives, mathématiquement invariables. Or, sans parler des infinitésimaux, comment expliquerait-on par une réaction chimique les formidables effets produits chez l'homme par une ou deux gouttes d'acide prussique ou de venin de vipère? Il n'y a donc pas à insister sur ce point. Quant à la *virtualité*, autrement dit la *spécificité* des agents médicamenteux, il me semble

que personne ne la conteste aujourd'hui. Je dirai
même que les expressions de *poisons de l'estomac, poisons du cerveau, poisons du cœur*, etc., expressions
généralement usitées en médecine légale, en donnent
une idée beaucoup trop absolue. Mais toujours est-il
qu'elles impliquent une reconnaissance formelle de la
virtualité des poisons et, par suite, des médicaments.

XXI

Les maladies médicamenteuses ont comme les maladies d'origine miasmatique leur durée déterminée,
bien que toujours un peu variable, parce qu'elle est
subordonnée aux conditions physiologiques dans lesquelles se trouvent les sujets, à leur genre de vie habituel, au régime qu'ils suivent, etc. Les excès de tout
genre de même que les fortes émotions morales sus-
pendent ou dénaturent l'action des médicaments.
D'après les observations de Hahnemann, la durée des
maladies médicamenteuses varierait, suivant les médicaments, entre un jour ou deux et six semaines,
mais sans jamais s'étendre beaucoup au delà. Le raisonnement et l'expérience semblent prouver qu'en
général les médicaments à courte durée d'action cor-
respondent plus spécialement aux maladies aiguës et
les médicaments à longue durée d'action aux maladies
chroniques.

XXII

Indépendamment de leur action spécifique, certains
médicaments exaltent la vitalité, tandis que d'autres la dépriment. Brown et Rasori, qui avaient
constaté le phénomène, en tirèrent l'un et l'autre des
conséquences excessives, sur lesquelles ils eurent le
tort de fonder leur système respectif, en reléguant pour
ainsi dire au second plan, dans leur thérapeutique, la
virtualité médicamenteuse. Mais toujours est-il qu'il
résulte d'expériences nombreuses et notamment de
celles des Rasoriens, que tel poison donné n'agit pas à
beaucoup près avec la même énergie sur les différentes espèces d'animaux. Quoi de plus naturel, dira-t-
on sans doute, que les carnassiers, les animaux à
fibre sèche, à constitution robuste, à *vie dure*, en un
mot, résistent mieux au poison que ne le font les
herbivores? Eh bien! si spécieuse qu'elle puisse sembler, cette induction du sens commun se trouve précisément, pour certains poisons, renversée par les faits.
Car — s'il est vrai que de grands carnassiers soient
à peine incommodés, comme cela résulte des observations de Réaumur, par des doses d'*arsenic* capables
de tuer non-seulement des lièvres et des lapins, mais
des bœufs, — il est certain aussi que de petits animaux, tels que des chèvres et des poules, peuvent
manger impunément dix fois plus de *noix vomique*

qu'il n'en faudrait pour faire périr des corbeaux
et des loups. Il faut donc en conclure qu'il y a des
poisons qui tuent *en exaltant la vitalité* et d'autres
en la déprimant. Ces considérations, que j'ai déjà
présentées et développées plus au long dans un autre
ouvrage [1], sont de nature a déterminer à priori les
relations de convenances générales qui existent, dans
l'espèce humaine, entre certaines constitutions et certains médicaments.

Un mémoire que je lus au Congrès médical homœopathique de 1856, résume assez bien les propositions
qui dans mes notes privées font suite à celles que je
viens de transcrire. Ce mémoire avait pour titre :
*Aperçu de quelques lois générales de matière médicale et
de thérapeutique;* en voici les principaux passages :

« La constitution intime du corps humain est, de
même que l'est celle de tous les autres êtres vivants,
nécessairement subordonnée à la nature, toujours
très-variable, des milieux dans lesquels il se développe. Incessamment pénétré des effluves du monde
ambiant, il s'assimile, en vertu de certaines affinités
électives, aussi réelles que peu connues dans leur
essence, mais dans des proportions qui ne semblent
pas être rigoureusement immuables, toutes les subs-

----

1. Voy. dans ma *Systématisation de la matière médicale homœopathique*, les articles *Noix vomique*, *Arsenic*, *Bryone*, *Belladone*, etc.

tances dont se compose le sol sur lequel il se meut ou qui flottent, insaisissables et inaperçues, dans l'air que nous respirons.

» Aussi bien, est-ce un des plus beaux titres de gloire de la chimie moderne, si incomplètes que soient encore et que doivent rester peut-être à jamais ses investigations sur ce sujet, d'avoir su retrouver dans le détritus du cadavre humain ce nombre déjà si considérable d'éléments minéraux, transformés par le grand œuvre de la vie organique, c'est-à-dire individuelle, en os, en muscles, en nerfs, en vaisseaux de toute sorte, en un mot, en tissus vivants.

» Comment, en effet, ne pas tout d'abord induire de ces curieuses découvertes :

» 1° Qu'une certaine proportion relative de ces éléments minéraux du corps humain est très-probablement indispensable à l'existence d'une santé parfaite (chose d'ailleurs, hélas ! non moins idéale en physiologie que le beau absolu en esthétique);

» 2° Que l'altération, sous l'influence d'une cause quelconque, de la proportion dont je parle, doit finir par donner lieu, soit à ces perturbations obscures de la vitalité qui nous semblent moins encore de véritables maladies que de simples prédispositions morbides, soit au contraire, en raison de l'intensité de la cause altérante, à des maladies flagrantes, mais de celles que nous pourrions nommer, suivant l'heureuse expression de Broussais, *primitivement chroniques?*

» Telles seraient donc peut-être les causes immédiates d'une partie au moins des nombreuses affections ou prédispositions morbides, qu'Hippocrate, dans son admirable *Traité des airs, des eaux et des lieux*, rapporte exclusivement, privé qu'il était des données de notre science moderne, aux influences climatériques et météorologiques. Nous allons voir du moins quelle consistance semble donner à cette grande hypothèse l'heureux et fréquent emploi des principales substances minérales, dont la découverte de ce qu'on est convenu d'appeler la *dynamisation* pouvait seule révéler au médecin les vertus si souvent héroïques.

» Les principes minéraux que les chimistes ont jusqu'à présent constatés dans la texture de nos organes, sans compter ceux dont ils n'ont aperçu que des traces douteuses, et ceux encore qui vraisemblablement ont échappé à leurs analyses, sont, par ordre d'abondance ou à peu près et indépendamment des corps gazeux, tels que l'hydrogène, l'oxygène, l'azote et le carbone qui se retrouvent presque partout : le *calcium* et ses composés, le *soufre* et ses composés, le *phosphore* et ses composés, le *sodium*, le *potassium*, l'*aluminium*, le *silicium* et leurs composés, le *chlore* et ses composés ; enfin le *manganèse*, le *plomb*, le *zinc* et

le *fer*, c'est-à-dire les substances le plus généralement et
le plus abondamment répandues dans la nature. Ceci
assurément ne doit surprendre personne, puisque
tous les corps organiques ne sauraient trouver ailleurs
que dans le milieu même où ils vivent ou végètent les
éléments de leur propre substance. Mais si l'on admet
que dans certains milieux occupés par des hommes
(car dans sa lutte éternelle avec la nature l'homme
ne semble pas reconnaître des lieux inhabitables), il
y ait absence ou pénurie d'un ou de plusieurs des éléments dont nous venons de parler ; ou bien encore si
l'on admet qu'en raison d'une altération primordiale
de la vitalité, des individus aient éventuellement
perdu la faculté de s'assimiler ces éléments, quels
seront les remèdes les mieux appropriés aux maladies,
produites par l'une ou l'autre de ces deux causes ?
L'analogie me paraît ici nous répondre d'une façon
péremptoire. De même que le fer guérit incontestablement certaine variété de *chlorose* caractérisée par
la raréfaction des globules sanguins, en d'autres termes, par l'absence ou la diminution dans le sang de
l'élément ferrugineux : de même la chaux, le soufre,
le phosphore, le muriate de soude, la silice, l'alumine, etc., devront faire cesser des états pathologiques dus à l'absence ou à la diminution de ces
divers éléments dans l'organisme, ou, ce qui encore
une fois revient au même quant au résultat, à l'inap-

titude de ce dernier à s'approprier ces éléments [1].

» Au surplus, laissons de côté toute idée spéculative pour ne nous attacher qu'aux faits. Or, j'en appelle, messieurs, à votre expérience à tous. En est-il un plus incontestable que celui-ci, à savoir : que, dans l'immense majorité des maladies chroniques, les agents thérapeutiques dont l'emploi est le plus souvent couronné de succès sont justement les principes minéraux qui, dans l'ordre normal, font parties intégrantes du corps humain. Mais ces agents, avons-nous dit, sont précisément ceux que la Providence a le plus abondamment répandus autour de nous. Que faut-il donc en conclure ? Je vais vous le dire, messieurs, et cette déduction est loin d'être à mes yeux d'une importance médiocre ; la voici :

» *C'est parmi les substances les plus communes à la surface du globe et non parmi celles dont la rareté fait le prix, que nous devons chercher les remèdes aux maladies qui nous assiégent journellement.* Je le prédis avec conviction : on aura beau dynamiser et expérimenter, sur l'homme sain comme sur le malade, les diamants, les perles fines, les émeraudes, la malachite et toutes les

---

1. Il est à remarquer que, dans l'opinion de la plupart des praticiens homœopathistes, le soufre, la chaux, la silice, etc , agissent surtout, en tant que médicaments, sur les organes où l'analyse chimique a constaté leur existence à l'état normal, tels que le soufre sur la peau, la chaux sur le système osseux, etc.

pierres précieuses ; jamais le médecin n'en obtiendra les services que lui rendent chaque jour, depuis un demi-siècle, les métaux les plus vulgaires, le sel de l'Océan, l'argile de nos champs, le sable de nos rivières, le calcaire enfin que foule son pied à chacun de ses pas [1].

» Ces dernières considérations, messieurs, je m'empresse de le déclarer, ne s'appliquent pas moins bien aux végétaux, employés comme modificateurs de l'organisme souffrant, qu'aux agents thérapeutiques que nous fournit le règne minéral. Les plantes rares peuvent de loin en loin, je le suppose, trouver leurs applications en médecine. Mais je ne présume point qu'elles détrônent jamais la *camomille des champs*, l'*arnica*, l'*anémone des prés*, l'*aconit*, la *grande chélidoine* [2], la *ciguë*, l'*hellébore blanc* et toutes les plantes vulgaires qui deviennent autant de trésors entre les mains du praticien habile.

» Mais si les minéraux, par cela même qu'ils ne vivent point, ont une existence immuable ; si, en

1. Est-ce à dire pour cela qu'il faille négliger l'expérimentation des substances rares ? Dieu me préserve de le penser. Des *raretés* pathologiques peuvent réclamer leur emploi, mais je crois fort qu'elles ne seront jamais que d'un usage exceptionnel.

2. Je cite ici la *grande chélidoine,* parce que, depuis deux ou trois ans, elle m'a rendu, dans des cas si nombreux et si variés, que je ferai connaître en temps et lieu, de tels services, que je n'hésite point à la mettre, sous le rapport de son utilité, au niveau de nos médicaments les plus précieux.

outre, il en est parmi ceux que nous employons en médecine que l'on retrouve indistinctement dans toutes les contrées du globe, il n'en est pas de même des végétaux. Ainsi que la nôtre, leur vie est éphémère : ils naissent et ils meurent. Comme nous, et plus que nous peut-être, ils exigent, pour ne point périr ou pour ne point dégénérer, certaines conditions d'existence parfaitement déterminées. Il faut à chacun d'eux son terrain, son atmosphère, son climat : à celui-ci une terre sèche et aride, à celui-là un sol humide et gras ; tel exige du soleil, quand tel autre ne croît bien qu'à l'ombre ; l'un affectionne les sites escarpés, l'autre les lieux bas et couverts : les végétaux enfin ont une patrie, et de là les manifestations spéciales, en ce qui les concerne, de la grande loi toute providentielle que j'ai la certitude d'entrevoir.

» Permettez-moi, messieurs, de vous rappeler, à ce propos, une page du dernier livre que j'ai publié :

« Plus on approfondit les rapports généraux des
» substances réputées médicamenteuses avec les ma-
» ladies auxquelles l'homme est sujet, plus on est
» frappé de cette circonstance curieuse, à savoir, que
» c'est précisément dans les lieux où règnent endé-
» miquement certaines affections pathologiques que,
» par une admirable prévoyance du Créateur, se ren-

» contrent en abondance les produits de la nature les
» plus capables de les guérir. Peut-être cette coïnci-
» dence n'est-elle que le résultat nécessaire d'in-
» fluences climatériques, hygrométriques ou telluri-
» ques, qui, agissant simultanément sur les plantes,
» sur les animaux et sur les hommes d'une même
» localité, créeraient entre eux certains éléments in-
» times de similitude, dont le *similia similibus* nous
» expliquerait les conséquences dans l'ordre patho-
» logique. Mais qu'on explique comme on le voudra
» cette coïncidence, ce qui me paraît incontestable,
» c'est qu'elle existe. Ainsi, pour ne citer qu'un petit
» nombre d'exemples, la *douce-amère*, qu'on oppose
» si souvent avec succès aux effets d'un séjour acci-
» dentel ou prolongé dans une atmosphère froide et
» humide, affectionne justement les lieux frais et hu-
» mides. L'*aconit*, au contraire, qui croît sur les mon-
» tagnes, correspond surtout, comme on le sait, à la
» fièvre inflammatoire et aux phlegmasies franches,
» auxquelles la vigueur habituelle de leur constitu-
» tion et leur tempérament sanguin exposent par-
» ticulièrement les habitants des régions monta-
» gneuses. Tandis que la *noix vomique*, qui est si
» souvent d'un heureux emploi dans les dyssenteries
» d'été et les fièvres bilieuses, se récolte dans l'Inde,
» terre classique de ces sortes d'affections. C'est du
» nord-est de l'Europe, où la scrofule abonde, que

» nous vient la *pensée sauvage*, dont on a si fréquem-
» ment constaté l'efficacité contre cette maladie. Le
» seul médicament peut-être au moyen duquel on
» soit parvenu à guérir la plique polonaise, est le
» *lycopode*, nulle part aussi commun qu'il l'est en
» Pologne. Le *cédron*, ce merveilleux antidote des
» venins du crotale et du serpent-corail, ne croît
» guère que dans les contrées habitées par ces dan-
» gereux reptiles, etc., etc. Mais faut-il conclure de
» ces faits, qu'il me serait d'ailleurs facile de multi-
» plier presque à l'infini, que chacun de nos médi-
» caments est exclusivement approprié aux maladies
» endémiques dans le pays dont il provient, ou tout
» au moins aux individus dont la constitution est
» identique à celle que présentent le plus communé-
» ment les habitants de ce pays? Cette question, si
» étrange qu'elle puisse sembler au premier abord,
» est d'un haut intérêt [1]. »

» Voilà, messieurs, ce que j'écrivais en 1853. Or,
je ne crains point de le dire, les deux années qui se
sont écoulées depuis n'ont fait que corroborer en moi
la croyance qu'une grande vérité philosophique et
une foule de vérités pratiques étaient impliquées dans
ces considérations. Je dirai plus, la méditation et surtout l'expérience ont, à cet égard, singulièrement

---

1. *Systématisation de la matière médicale homœopathique*, p. 50.

élargi et multiplié mes aperçus. Je suis allé jusqu'à me demander s'il n'existait point quelque corrélation entre l'apparition périodique de certaines maladies et les saisons où fleurissent certaines plantes, où mûrissent certains fruits médicinaux propres à combattre ces maladies ; si la *violette de mars*, par exemple (*viola odorata*), ne réussissait pas mieux au printemps qu'à tout autre moment de l'année contre les affections catarrhales, dont elle produit à peu près les symptômes sur l'homme sain ; s'il n'en était pas de même du *piment* (*capsicum annuum*), dont le fruit n'atteint qu'au mois d'août son entière maturité, contre quelques-unes des dyssenteries qu'on voit presque chaque année se manifester vers le même mois, et contre lesquelles j'ai eu maintes fois l'occasion de le prescrire avec le plus grand succès ; si, au contraire, enfin, les plantes dont la dessiccation ne fait qu'augmenter les vertus médicinales, telles que la *camomille*, l'*arnica*, la *fève Saint-Ignace*, etc., n'étaient point destinées, en raison même de cette propriété, à nous servir dans toutes les saisons comme dans tous les pays, etc., etc.? »

Enfin, je terminais ainsi :

» Presque toujours, dans la nature, le remède est à côté du mal. L'instinct des animaux leur fait quelquefois trouver celui-là sans effort, tandis que l'homme

a toujours besoin de le chercher pour le découvrir ;
mais Dieu lui a donné pour cela l'intelligence. »

Tels sont donc,—à cela près de quelques points que
je néglige à dessein pour ne point fatiguer mes lecteurs
par un trop grand nombre de propositions abstraites,—
les principes fondamentaux de la philosophie médicale que je m'étais faite en devenant homœopathe.
Mais ce ne fut guère que l'été suivant, pendant mon
nouveau séjour à Bagnolles, que je commençai à
appliquer le peu que j'avais encore appris de la thérapeutique hahnemannienne. Mes débuts furent heureux,
ce qui me donna de l'assurance. N'ayant d'ailleurs à
traiter que des habitants de la campagne, je n'avais
généralement affaire qu'à des maladies simples et à
des natures saines et vigoureuses, ce qui rendait ma
tâche incomparablement plus facile que ne l'est celle
du médecin qui pratique dans une grande ville, où
toutes les affections pathologiques ne sont que trop
souvent défigurées, sinon rendues incurables, soit par
des traitements allopathiques antérieurs, soit par la
plus déplorable hygiène. Les observations qu'on va
lire datent en grande partie de cette époque de mes
premiers essais homœopathiques.

OBSERVATION I

MÉNINGITE

Le 7 juin 1847, peu de jours après mon retour à Bagnolles, on vint me chercher pour un ecclésiastique, M. le curé de T., petite commune perdue dans les bois, à deux lieues environs de notre établissement; le cas était grave, me dit-on, et il me parut tel, en effet.

M. le curé de T. est un homme de soixante-deux ans, de haute stature, bien musclé, de constitution sèche et vigoureuse, à la peau hâlée par le soleil et le grand air. Il a d'épais cheveux bruns, les yeux de couleur foncée, la voix grave et sonore (ce que je ne constatai que plus tard). On le dit intelligent et bon : il paraît adoré de son vicaire, de ses confrères et de ses paroissiens. Sa maladie date de sept à huit jours; en voici l'historique :

Le 29 ou le 30 mai, M. le curé de T., à l'instant où il venait d'achever son repas du soir, reçut une lettre dans laquelle on lui annonçait la mort de sa vieille mère qu'il ne savait même pas malade. Cette nouvelle, aussi triste qu'imprévue, l'affecta profondément. Il sentit le sang lui monter à la tête, eut un étourdisse-ment, pensa s'évanouir, ne s'évanouit pas pourtant mais vomit avec de grands efforts une partie des aliments qu'il avait pris. Il se mit au lit et avala une ou deux tasses d'infusion de feuilles d'oranger, ce qui ne le calma point. Vers les neuf heures survint un frisson qui dura quinze ou vingt minutes, puis, avec le retour de la chaleur, une forte céphalalgie frontale qui persista. La nuit fut agitée, sans sommeil. Le lendemain cependant, M. le curé essaya de se lever pour dire sa messe, mais il ne put se tenir sur ses jambes, sa tête lui paraissait si lourde qu'elle l'entraînait au point qu'il faillit tomber en avant. Il se remit donr au lit, éprouva quelques nausées mais sans vomissements, des bourdonnements dans les oreilles, de la confusion dans les idées, puis il s'assoupit. Un officier de santé du voisinage conseilla des sinapismes aux jambes, de la tisane d'orge et un purgatif (*l'eau-de-vie allemande*), ce qui fut sans résultat. Loin de s'amender, le mal s'aggravait sensiblement. Le délire qui survint mit le comble aux perplexités de toutes les personnes qui entouraient le malade. On craignait pour sa vie ou pour sa raison, et c'était dans tout le village une véritable désolation. Enfin voici dans quel état je trouvai ce pauvre prêtre, lorsque je le vis pour la première fois :

Il est dans son lit, couché sur le dos, la tête un peu chaude, le visage légèrement injecté, la physionomie morne, le regard fixe ; mon arrivée ne lui cause aucune impression, il ne semble pas même s'apercevoir de ma présence ; le pouls, médiocrement développé, donne quatre-vingt-cinq pulsations par minute ; peau sèche et rude au toucher ; langue verdâtre à la base, un peu rouge à la pointe, légèrement tremblotante ; l'épigastre et les diverses régions de l'abdomen insensibles à la pression ; pas de soif ; le malade boit machinalement et sans avidité la boisson qu'on lui présente ; pas de garde-robes depuis le purgatif pris l'avant-veille et qui a d'ailleurs produit peu d'effet ; l'urine qui a d'abord été abondante et aqueuse est maintenant âcre et rouge, sans sédiment ; sensibilité de la peau obtuse, mais pas plus dans une région que dans une autre ; à cela près nulle trace de paralysie ; rêvasseries incessantes, à voix sourde à peu près inintelligible. Est-ce absorption de l'intelligence ou obtusion du sens de l'ouïe? Le malade répond rarement à la première question qu'on lui adresse. Mais si on élève la voix en lui parlant, il tressaille comme un homme réveillé en sursaut, cesse de divaguer et répond juste mais par monosyllabes. D'autres fois, au lieu de répondre, il détourne la tête avec impatience en continuant à rêvasser. En résumé, ce qui ressort le plus nettement de mon examen et de ses réponses, c'est qu'il souffre de la tête et que c'est là le siége unique de son mal. Aussi bien, par un mouvement machinal porte-t-il à son front tantôt une main tantôt l'autre. J'ajoute enfin que les pupilles mé semblent sensiblement dila-

tées et qu'elles ne se contractent que très-faiblement
à l'approche d'une lumière.

L'ensemble de ces symptômes ne m'offre rien de
bien rassurant! La date de la maladie qui remonte
déjà à plus d'une semaine, la cause morale qui l'a
déterminée, le frisson suivi de vomissement au début,
ne me permettent point de m'arrêter à l'idée d'une
simple névrose. D'autre part, l'état de la langue et
l'insensibilité du ventre excluent l'hypothèse d'une
fièvre typhoïde. Il y a donc là une méningite, peu
intense encore il est vrai, mais qui peut le devenir d'un
moment à l'autre. En conséquence je mets en garde les
assistants contre tout événement et notamment contre
la possibilité d'une aggravation subite, d'un délire
furieux, etc. Quant à moi, que vais-je prescrire? formidable question! car plus on me témoigne de confiance et plus me semble lourde ma responsabilité.
Si je possédais à fond ma matière médicale homœopathique, je crois bien que je n'hésiterais point, mais je
suis forcé de m'avouer qu'à cet égard mon savoir et
surtout mon expérience sont loin de répondre à ma
conviction. Il faut agir pourtant! il y va de la vie d'un
homme et de la vie d'un homme de bien. Que faire?
Ah! si Pétroz était à ma place! mais Pétroz est à
Paris et je ne puis pas même lui demander un con-
seil... Une saignée, des sangsues au siége, de la glace
sur la tête (où en trouver d'ailleurs), des révulsifs

sur les jambes? Eh! combien de fois n'ai-je pas employé tout cela sans succès!

Il me semble pourtant bien que 'j'ai sous les yeux les symptômes de la belladone: céphalalgie... délire... dilatation des pupilles... bruit dans les oreilles... langue tremblotante... urine aqueuse puis rare... Mais la belladone a tant de symptômes et tant d'autres médicaments ont ceux de cette maladie!

Ah! confrères de Paris, qu'il est digne de notre estime et souvent de notre admiration, le pauvre médecin de campagne qui, sans autre aide que ses livres, sans conseils, sans appui moral, seul contre tous, eu butte à toutes les tracasseries, à toutes les calomnies, sans compter le ridicule; sous l'œil impitoyable d'une censure aveugle, intéressée, malveillante qui dénature tous ses actes; en guerre ouverte avec tous les préjugés, avec toutes les passions, — ose pourtant, à force de conviction et de fermeté, pratiquer l'homœopathie! Et voyez quelle est souvent la récompense de son courage! on ne le loue point de ses succès, on l'accable de ses revers. Quand ses malades guérissent, c'est apparemment, disent ses détracteurs, que les maladies n'étaient pas graves, puisque pour tout remède ils n'ont pris que de *l'eau claire*. Mais qu'un malade succombe en dépit de ses efforts... il l'a tué, cela parle de soi, car il est connu que les homœopathes n'emploient que des poisons. Ainsi, inconséquence, envie, sottise, ignorance, il a tout contre lui, tout excepté sa conscience.

Quant à moi, Dieu merci, l'autorité que me donnait ma position spéciale m'affranchissait presque entièrement des jugements des confrères des localités environnantes dont je n'eus d'ailleurs, je suis heureux de le dire, qu'à me louer en toute circonstance. Je suis même convaincu que plusieurs d'entre eux seraient venus loyalement à l'homœopathie si mon séjour à Bagnolles eût duré plus longtemps [1].

Ce n'était donc pas la crainte d'encourir un blâme quelconque qui me faisait hésiter sur le choix de la médication à prescrire à M. le curé de T. A la fin, et

---

1. Beaucoup de médecins de province, surtout parmi ceux d'un certain âge, et que l'expérience a désillusionnés à l'égard de la médecine officielle, ne sont nullement hostiles à l'homœopathie ; seulement ils ne la connaissent pas, et ne savent comment s'y prendre pour l'étudier. J'ai traité souvent, et je traite encore aujourd'hui, par correspondance, plusieurs médecins allopathes atteints de maladies chroniques et complètement dégoûtés des vieilles pratiques de leur école. Plusieurs de mes lecteurs ont sans doute gardé le souvenir de la remarquable observation de M. le docteur Huvet, de Bayeux, publiée par lui-même. Telle était, lorsqu'il me fit l'honneur de me demander mes conseils, la gravité de son état, que le célèbre Récamier, qu'il avait consulté peu de temps auparavant, l'avait brutalement *envoyé mourir dans son pays*. Or, non-seulement M. Huvet ne mourut point, mais il recouvra en six ou sept mois une santé si parfaite, qu'il put se remettre à pratiquer la médecine abandonnée par lui depuis trois ans. Aujourd'hui, mon ami le docteur Huvet, l'homme le plus consciencieux que je connaisse, et, de mes confrères, l'un des plus dévoués à leurs malades, pratique, à Paris, l'homœopathie avec une grande distinction.

sans laisser paraître la perplexité que j'éprouve, je demande résolûment un verre d'eau dans lequel je fais dissoudre quatre globules de belladone à la douzième dilution.

« Une cuillerée de ceci de trois heures en trois heures, dis-je avec assurance ; de l'eau d'orge pour boisson ; de l'air et un demi-jour dans la chambre, les fenêtres ouvertes et les volets fermés ; une seule personne auprès du malade : qu'on ne lui adresse pas la parole et qu'on réponde brièvement à ses questions, s'il en fait. Demain matin M. le vicaire m'apportera le bulletin de la nuit. »

De retour à Bagnolles, je ne puis penser à autre chose qu'à mon pauvre curé : sa maladie m'absorbe, me trouble l'esprit et la conscience. Etait-ce bien la belladone qu'il fallait donner ? L'aconit n'aurait-il pas mieux fait ? Dans le doute n'aurais-je pas dû le saigner ? Voyons, me dis-je, si au lieu de ce prêtre qui n'est pour moi qu'un inconnu puisque je viens de le voir pour la première fois, je m'étais vu dans la nécessité de traiter, abandonné à moi-même dans un cas pareil, un de mes amis les plus chers, un de mes proches, mon père, par exemple, qu'aurais-je fait? Le sentiment d'angoisse que j'éprouve en me posant cette question, me fait parler la sueur au front, mais je ne sais qu'y répondre. Après tout, pensais-je, si demain il est plus mal et si même il n'est pas mieux,

je le saignerai. Oui, mais j'aurai perdu vingt-quatre
heures; et s'il vient à mourir!... Affreux métier que le
mien tant que je ne serai pas sûr de moi!

La nuit venue, je me couche et ne puis dormir. Au
moindre bruit que j'entends ou crois entendre dans la
cour de l'établissement, je suis prêt à sauter à bas de
mon lit, m'imaginant qu'on vient me chercher pour
mon malade qui va plus mal. Dépité de cette absence
de sommeil, je me décide à m'habiller et je m'enfonce
derechef dans la matière médicale; mais en pure
perte, car chaque médicament dont je lis la pathogénésie me paraît être celui que j'aurais dû prescrire.
Cependant le grand jour commence à faire pâlir la
flamme de ma bougie, et comme après tout personne
n'est venu de T., je me sens un peu moins inquiet.
Mais à sept heures on frappe chez moi; c'est justement
le vicaire en compagnie d'un autre ecclésiastique; son
air parle avant sa bouche, il est radieux: bonne nouvelle, Dieu merci !

— Du mieux! monsieur le docteur, du mieux!
beaucoup de mieux !

Jamais parole ne m'est allée plus droit au cœur. Je
serre les mains du jeune prêtre et l'embrasserais
volontiers.

—Monsieur le curé, continue-t-il, a cessé de divaguer
presque aussitôt après avoir pris la première cuillerée
de son médicament, son regard est devenu tout autre.

Je crois bien qu'il n'a pas dormi, mais il est resté très-calme toute la nuit et m'a même une fois demandé l'heure qu'il était. Enfin, ce matin, il m'a demandé à boire, s'est plaint d'avoir très-mal à la tête et vraiment m'a parlé de sa voix naturelle. Mais, suivant la prescription de M. le docteur, je ne lui ai pas répondu.

« Oh ! monsieur l'abbé, dis-je en souriant, vous avez peut-être en cela poussé à l'excès le respect de la consigne. Quoi qu'il en soit, vous allez continuer exactement, aujourd'hui et la nuit prochaine, ce que vous avez fait hier, et je lui remis quatre nouveaux globules de belladone. — Demain matin j'irai à T... »

9 *juin*. — État général relativement des plus satisfaisants. Le malade, qu'on a prévenu de mon arrivée, mais qui ne paraît pas avoir conscience de ma première visite, me tend la main en me regardant avec un intérêt mêlé de curiosité. Cependant, comme la lumière semble l'impressionner péniblement, je fais refermer à demi les contrevents qu'on a ouverts pour me recevoir. Le pouls est encore à 80, mais plus mou qu'il ne l'était l'avant-veille ; le visage est moins rouge, l'urine plus abondante ; je constate un peu de moiteur à la peau. Il y a eu, pendant la nuit, trois ou quatre heures de bon sommeil, avec des rêves pourtant, dont le malade conserve un souvenir confus ; la langue est meilleure et n'est plus tremblotante. Enfin

M. le curé me rend compte de son état, de *sa voix na-*
turelle, selon la remarque du vicaire :

« J'ai la tête *pleine* et lourde, me dit-il, et j'y sens
de temps en temps des élancements sourds et profonds; la mémoire me fait défaut : je ne trouve pas les
noms des choses et j'ai grand'peine à rassembler deux
idées ; ma vue aussi est trouble ; je *vois rouge*. J'ai des
sifflements dans les oreilles quand je me mets sur mon
séant et je n'entends pas clairement, Enfin, si je demande souvent à boire, ce n'est pas que j'aie bien soif,
mais c'est pour m'humecter la bouche et la gorge que
j'ai très-sèches. »

Toujours pas de garde-robes, mais quelques borborygmes.

Prescription : Aconit 12,4 globules dans un verre
d'eau ; une cuillerée de trois en trois heures.

10 *juin*. — Le bulletin m'est apporté à l'établissement. — Moins bien que la veille. Le mal de tête n'a
pas diminué. Il y a une véritable soif et le pouls a
augmenté de fréquence. Pas de délire, mais nuit sans
sommeil. Le malade semble ne pouvoir rester un
instant dans la même position. Il y a de l'accablement. Je m'empresse de revenir à la belladone. —
4 globules pour 10 cuillerées, une cuillerée toutes les
trois heures.

11 *juin*. — Je me rends à T... vers le milieu du
our.

— Arrivez donc, monsieur le docteur, me dit en
souriant le malade, tout en se mettant fièrement sur
son séant, dès qu'il me voit entrer dans sa chambre,
venez jouir de votre triomphe. Encore quatre *petits
grains* comme ceux d'hier et je crois, ma foi, que je
suis guéri. Mais quant à ceux d'avant-hier... ah ! je
vous en prie, ne m'en donnez plus.

— Mais, monsieur le curé, vous avez pu voir que
ceux d'hier ressemblaient exactement à ceux d'avant-
hier.

— Ah ! d'abord, monsieur le docteur, je vous avoue
que je n'ai rien vu du tout, mais qu'ils se ressemblassent
ou ne se ressemblassent pas, je suis parfaitement sûr
qu'ils ne venaient pas de la *même boîte* (ce en quoi
M. le curé se trompait). A chaque cuillerée du dernier verre, ma tête se dégageait comme par miracle,
à tel point que je me disais que le bon Dieu avait eu
pitié de moi et vous avait inspiré. J'ai dormi, cette
nuit, six heures au moins tout d'un trait, n'est-ce
pas abbé B...? Voyez mon pouls, monsieur le docteur ?

— Soixante et dix pulsations à la minute, monsieur
le curé ; c'est presque un pouls normal.

— Et qu'est-ce donc que j'ai pris ? Dites-moi-le
pour que je m'en serve à l'occasion avec nos gens du
village ?

— C'est de l'homœopathie, monsieur le curé.

— Ah ! très-bien. Vous me redirez ce nom-là. C'est une plante, monsieur le docteur ?

— Oui, monsieur le curé, une plante vivace qui nous vient de l'Allemagne, mais que nous avons bien de la peine à acclimater en France.

Je lui expliquai dans la suite, ce qui le fit beaucoup rire, le vrai sens de ma réponse que de la meilleure foi du monde lui et tous les assistants avaient prise à la lettre. N'oublions point que ceci se passait il y a juste dix-sept ans, et que si, dès cette époque, l'homœopathie avait déjà dans les grandes villes ses partisans et ses détracteurs (bien que ces derniers ne la connussent guère mieux que ne la connaissait M. le curé de T...), il n'y avait rien d'étonnant à ce que son nom même fût ignoré dans un petit village de l'Orne.

12 juin. — L'amélioration se soutient ; pouls à 65. Une garde-robe naturelle. L'appétit se réveille. Même prescription ; 2 *potages*.

15 juin. — M. le curé, en pleine convalescence, se promène dans son jardin.

Le 20. — Il vient, *à pied*, à Bagnolles me remercier de mes soins.

Réflexions. — Administrée d'abord le septième jour de la maladie et reprise ensuite après l'aconit, la belladone, à la douzième dilation, et à la dose de quatre globules pour 10 cuillerées de véhicule, a produit, à chaque fois, une amélioration surprenante et pour ainsi dire instantanée. La première fois elle fait cesser le délire qui dure depuis trois jours, et la deuxième fois elle dégage si vite et si bien la tête que le malade est tenté de croire à un miracle. L'administration de l'aconit, motivée par la persistance du mal de tête, de la moiteur à la peau et une fausse apparence de soif, était tout simplement une bévue. Faut-il voir dans l'agitation nocturne qui la suivit un symptôme médicamenteux ? C'est mon opinion, bien que cela soit contestable. Si maintenant on me demande ce que serait devenue la maladie abandonnée à elle-même, je ne saurais répondre d'une manière précise à cette question. Mais ce qui semble au moins probable, c'est que, si elle ne se fût point terminée par un épanchement et par la mort, elle aurait de toute évidence duré beaucoup plus longtemps. Remarquons enfin que si le choix du médicament m'a vivement préoccupé, l'exiguïté des doses ne m'a jamais laissé une minute d'inquiétude, car les effets sur moi-même d'une dose à peu près semblable de bryone m'avaient complétement édifié à l'égard des infinitésimaux. Je reviendrai, au reste, sur ce point, en traitant, à la fin de ce petit livre, de la posologie en général.

OBSERVATION II

PEMPHYGUS

De tous les faits qu'il m'a été donné d'observer dans ma carrière médicale, c'est peut-être celui que je vais raconter qui a produit sur moi la plus vive impression. La rareté de la maladie, son ancienneté, l'effrayante intensité de ses symptômes, la rapidité inouïe de leur transformation, la simplicité d'une médication à laquelle je commençais à peine à m'accoutumer, enfin la chance heureuse qui me fit tomber juste et du premier coup sur le vrai médicament, tout concourut à me le graver profondément dans la mémoire. Aussi, à cela près des dates qui n'ont guère d'importance et des noms propres qui n'en ont aucune, puisque je n'ai pas l'intention de m'en servir, n'aurais-je aucun besoin de consulter mes notes pour en rapporter tous les détails avec la plus rigoureuse fidélité. Je déclare que si, après ce que j'avais personnellement éprouvé, quelques doutes eussent encore pu me rester dans l'esprit, le fait dont il s'agit les eût infailliblement dissipés, car je ne crois pas qu'il soit possible de citer un cas où la puissance d'une médication quelconque se soit manifestée d'une manière plus saisissante et plus irréfragable.

Le 13 juin 1847, juste à l'instant où je venais de recevoir de M. le curé de T... les nouvelles les plus satisfaisantes, le meunier d'un village de la Mayenne entra chez moi avec sa femme, pour laquelle il désirait me consulter et qu'il avait, me dit-il, l'intention de laisser à Bagnolles pendant toute la saison si je jugeais, après l'avoir examinée, que nos eaux fussent susceptibles de lui rendre la santé.

Cette femme, qui accusait trente-deux ans, paraissait en avoir davantage. Son air débile, sa maigreur, ses cheveux roux négligés; son visage fatigué, blême, terreux; son regard sans expression, presque sans vie; sa profonde tristesse; sa démarche pénible; l'expression de douleur qui semblait contracter ses traits à chacun de ses mouvements, ne révélaient que trop bien chez elle des souffrances de vieille date, sinon quelque irrémédiable cachexie. Lorsque je lui demandai quelle était sa maladie, elle hocha tristement la tête, et, au lieu de me répondre, se mit à se dépouiller de ses vêtements avec lenteur et en semblant apporter à cette opération des précautions excessives. Pour la laisser faire plus librement, je m'assis à mon bureau et je terminai une lettre. Mais lorsque, en me retournant, je la vis nue de la tête jusqu'aux hanches, je ne pus retenir une exclamation de pitié, car ce que j'avais sous les yeux était quelque chose de navrant. Ses épaules, ses bras, sa poitrine et surtout son dos n'étaient qu'une plaie hideuse. Je crus, au premier coup d'œil, à une énorme brûlure par l'eau bouillante. Mais cette première impression ne dura qu'une seconde et je vis bientôt distinctement ce dont il s'agissait. Car, dans ce repoussant fouillis de chairs dénudées et, par places saignantes, de croûtes accumulées, jaunes ou brunâtres, informes, fendillées, déchirées çà et là par suite de leur adhérence à la chemise et ressemblant assez bien à des amas de miel commun desséché, voici ce que je constatai :

1° Des taches circulaires, sèches, rugueuses, d'un rouge violacé et parfaitement analogues à des cicatrices de vésicatoires ;

2° D'autres taches de même forme, d'un rouge plus vif, dont le fond n'était autre chose que le corps réticulaire mis à nu et au pourtour desquelles adhéraient des débris d'épiderme ;

3° Enfin de grosses phlyctènes parfaitement hémisphériques ayant, à leur base, de trois à cinq centimètres de diamètre, remplies d'une sérosité incolore et limpide ou (surtout les plus volumineuses) jaunâtre et opaque. Quelques-unes se détachaient nettement et sans auréole sur le fond terreux de la peau ; d'autres étaient entourées d'une légère ligne rosée. Sur les épaules et sur les bras, ces ampoules étaient solitaires ; mais, entre les épaules et surtout à la région lombaire, elles étaient confluentes et semblaient pour ainsi dire accumulées les unes sur les autres. Un certain nombre étaient intactes ; celles qui étaient déchirées laissaient suinter de cette sérosité qui, en se desséchant, avait formé les croûtes. Plusieurs de ces ampoules existaient sur le ventre, aux grandes lèvres, sur les membres abdominaux et même aux cous-de-pieds ; mais, jusqu'à présent, me dit la malade, il ne s'en était montré ni au visage, ni au cuir chevelu, ni à la paume des mains, ni à la plante des pieds. Enfin, bien que les lèvres et la langue eussent aussi été respectées, ces organes semblaient comme brûlés et dépouillés de leur épithélium.

Nonobstant cet état déplorable et dans lequel je n'aurais pas cru qu'on pût vivre longtemps, la santé générale s'était relativement maintenue d'une façon surprenante. Il y avait une soif habituelle; cette pauvre femme mangeait un peu et digérait passablement, bien que ses garde-robes fussent irrégulières et généralement difficiles. Ses douleurs n'étaient même pas, lorsqu'elle se tenait immobile, d'une très-grande acuité. Circonstance enfin plus étonnante, elle parvenait à dormir chaque nuit pendant trois ou quatre heures. Mais, comme les compresses enduites de cérat, dont elle était couverte, n'empêchaient toujours qu'imparfaitement les parties de son corps sur lesquelles elle était couchée d'adhérer aux draps de son lit, son réveil était presque toujours un supplice.

Tout en se rhabillant elle me conta, son mari aidant, l'histoire de sa maladie.

Le 16 janvier 1846 (il y avait donc quinze mois !) elle était allée, ayant ses règles, passer la journée chez une de ses parentes, à une lieue environ de chez elle. Il faisait froid ; la terre était couverte de neige. A cette époque de l'année les jours sont courts. Elle s'attarda et il était nuit close quand elle se mit en route pour revenir au moulin. Il n'était pourtant guère plus de six heures lorsque, suivant le chemin qui traverse une forêt avant d'aboutir au bourg, elle crut entendre un léger bruit derrière elle. Elle se retourna et vit flamboyer dans les broussailles, à vingt pas d'elle, les deux yeux d'un loup. La peur la prit : il y avait de quoi. Elle n'aurait pu, dit-elle, ni crier ni courir. Courir d'ailleurs eût été dangereux ; le sol était glissant, elle aurait pu tomber, et, dans ce cas, c'en était fait de sa vie. « Je me recommandai à Dieu, dit-elle, je tâchai au moins de marcher vite ; mais il me semblait que plus je voulais hâter le pas et moins j'avançais. » Bientôt pourtant elle atteignit la lisière de la forêt et deux minutes après le seuil de sa maison ; mais éperdue, haletante, les dents serrées et tellement hors d'elle-même qu'elle ne put dire que ces mots : « Un loup !... un loup !... » et s'évanouit. Cette syncope fut de courte durée ; mais le coup avait porté, le mal était fait. Un violent frisson la saisit quand elle revint à elle, et ce frisson dura plus de deux heures, bien qu'on lui eût fait prendre des boissons chaudes et qu'elle se fût assise devant un feu ardent. A la fin pourtant elle se réchauffa ; mais la fièvre survint et dura toute la nuit. Les règles s'étaient d'ailleurs arrêtées et depuis cette époque elles n'ont jamais reparu, malgré des bains de pieds chauds, des fumigations d'herbes aromatiques, des sinapismes et deux applications de sangsues.

Le lendemain, 17 janvier, courbature générale, disposition aux défaillances, frilosité insolite, mais non suivie de réaction fébrile; répugnance pour les aliments; plusieurs selles diarrhéiques; enfin, douleurs sourdes, mêlées de vagues élancements à la région lombaire.

Le 18 janvier, ces douleurs changent de caractère; elles sont moins profondes, deviennent *brûlantes* et semblent se fixer à la peau; « c'était exactement, dit la malade, la sensation désagréable que cause un vésicatoire, » et le soir, en effet, son mari constate qu'il s'est formé là (région lombaire) une ampoule pleine d'une eau limpide et parfaitement semblable à celle qu'aurait produite une brûlure. Pourtant la peau environnante n'est pas enflammée et n'est même pas rouge.

Pendant quatre ou cinq jours, cette ampoule va grossissant et acquiert ainsi le volume d'un petit œuf de poule. On la perce alors avec la pointe d'une aiguille; elle se vide, s'affaisse, et la malade, qui n'en est que médiocrement incommodée, ne doute pas qu'elle ne soit guérie. Mais la cicatrisation est à peine commencée, que deux nouvelles ampoules, semblables à la première, se montrent en même temps, l'une au-dessus de l'autre à côté de la place que celle-ci occupait. Deux jours après, une quatrième apparaît au-dessous de l'omoplate gauche ; puis il en vient d'autres au cou, il en vient dix, il en vient cent. « Enfin depuis quinze mois, dit en sanglotant cette malheureuse femme qui d'abord était très-calme, et que le désespoir semble gagner au récit qu'elle me fait de ses souffrances ; depuis quinze mois voilà ma vie ! Qu'ai-je donc fait pour la mériter ? Que je meure au moins, si je ne puis guérir ! »

Je m'efforçai de la consoler, et quand elle fut un peu remise, je m'informai des divers traitements que sans doute elle avait dû suivre. Mais ses réponses à cet égard, — je m'y attendais bien, — étaient sans intérêt. Indépendamment des expédients inutilement mis en œuvre, à plusieurs reprises, pour rappeler le flux menstruel, des purgatifs, des tisanes insignifiantes, des onguents, des liniments dont on me fit voir les formules et qui, pour la plupart, contenaient de l'opium, sous différentes formes, enfin des bains amidonnés, des bains au carbonate de soude (qu'elle n'avait pu supporter), puis des bains au foie de soufre, le tout sans résultat. Voilà certes qui ne

montrait pas dans les médecins qui l'avaient soignée
(et elle en avait consulté de notables), un bien grand
esprit d'invention. Mais mon tour était venu : serais-je
plus habile ou plus heureux que ne l'avaient été mes
confrères? Au moins avais-je peu de chance d'être
plus malheureux. Toutefois j'étais embarrassé, et je
l'étais de plus d'une façon. Tout enivré de mon récent
succès, j'avais la tête montée à l'égard de l'homœopathie et ne concevais plus d'autre médication. Mais
comment conseiller un traitement homœopathique
à cette femme qui n'était venue à Bagnolles que pour
y prendre les eaux, et qui en définitive ne me consultait que pour savoir si ces eaux lui convenaient. J'étais
le médecin de l'établissement et il ne m'était pas permis de l'oublier. D'autre part, les eaux de Bagnolles,
intus et in cute, m'offraient-elles, en pareille circonstance, queque probabilité de succès? En vérité, je
n'aurais pu le dire. J'aurais voulu tout concilier;
mais, comme le temps de la réflexion me manquait,
je biaisai pour me le donner : « Madame, dis-je à ma
pauvre meunière, je crois votre maladie guérissable.
Dans quelques jours vous prendrez les eaux, mais
dans quelques jours seulement, et je vous dirai comment. Mais je désire, pour qu'elles soient plus efficaces, vous y préparer par un médicament que vous
viendrez chercher ici demain matin, car il ne me serait pas possible de me le procurer plus tôt. » C'était

là une supercherie à laquelle j'étais honteux d'être obligé de recourir. Mais quel triomphe pour la doctrine de Hahnemann, me disais-je en manière de justification, si, au moyen de quelques globules, je guérissais cette affreuse maladie!

Cette maladie que je venais de voir pour la seconde fois de ma vie était le *pemphigus chronique* [1].

Avant de procéder à la recherche du médicament homœopathique que je m'étais ménagé le moyen de prescrire, j'aurais bien voulu pouvoir étudier à fond. dans les auteurs spéciaux, l'histoire du pemphigus. Malheureusement, je n'avais à Bagnolles qu'un petit nombre de livres, et force me fut de me contenter d'un article, d'ailleurs assez développé, sur ce sujet, par M. le docteur Rayer [2]. Je lus avec avidité cet article, dans lequel je trouvai une excellente description de la maladie, mais rien de plus. Tout ce

---

1. Peut-être même devrais-je dire pour la première fois de ma vie, car le seul cas de pemphigus que j'eusse observé auparavant, n'étant encore qu'étudiant en médecine, était le pemphigus aigu et à bulle unique, *pompholyx solitarius* des dermatologistes. Il guérit spontanément en quelques jours. Mais quelles bizarres coïncidences produit parfois le hasard ! Le sujet de cette première observation était un *garçon meunier* (de la Haute-Saône) *qui avait eu peur d'un loup*. Je me demande quelles inductions fatidiques on n'eût pas pas manqué de tirer de ce rapprochement au beau temps des superstitions médicales. Peut-être eût-on nommé le pemphigus la *maladie des meuniers* ou la *maladie des loups*.

2. Dans le *Dictionnaire de médecine*, en 21 volumes.

qui s'y rapportait à la thérapeutique et à l'étiologie, mais surtout à la thérapeutique, était d'une pauvreté désespérante. Les *boissons délayantes*, les *antiphlogistiques*, les *sangsues!* les bains tièdes, les bains alcalins (qui, de l'aveu même de l'auteur, exaspèrent les souffrances. ce qui avait eu lieu chez ma malade), enfin la *diète lactée*. Voilà, à peu près, tout ce dont se compose le traitement préconisé par M. Rayer contre le pemphigus chronique. Il est vrai que cet article est de 1826, et c'est merveille de voir comme toute la littérature médicale de cette époque est imprégnée de l'esprit de Broussais! « Mais, malgré ce traitement rationnel, dit naïvement M. Rayer, il est rare que les malades survivent aux souffrances inouïes que produisent ces inflammations multipliées (les phlyctènes). » Je n'éprouvais donc pas la moindre tentation de mettre à l'essai sur ma malade le *rationalisme* des boissons délayantes, des antiphlogistiques, etc., ce qui, en somme, avait été fait déjà, et l'on a pu voir avec quel succès. Un spécifique, voilà ce qu'il me fallait. Mais quel était ce spécifique? existait-il? et s'il existait, l'avais-je à ma disposition?

Je pris la *Matière médicale pure* et je lus attentivement plusieurs pathogénésies, notamment celle du soufre, celle de la pulsatille, celle du sumac, etc. Dans toutes, et c'est bien là ce qui faisait mon désespoir, un assez grand nombre de symptômes sem-

blaient se rapporter à la maladie que j'avais en vue;
mais aucune d'elles, en réalité, ne m'offrait bien
exactement les symptômes cutanés du pemphigus,
ce qui était le point capital.

Cependant il me sembla que les symptômes suivants
de *rhus toxicodendron* s'en rapprochaient singulièrement :

« Les ampoules (il y avait donc des ampoules) qu
contenaient pour la plupart un liquide lactescent,
mais quelques-unes aussi un liquide clair comme de
l'eau, deviennent confluentes : cet état dura trois
jours, après quoi la peau se desquama.

» Eruption brûlante de *petites* ampoules pleines
d'eau et rougeur de la peau, par tout le corps, excepté
au cuir chevelu, au creux des mains et à la plante des
pieds [1]. »

Malheureusement, ce n'était pas de *petites* ampoules
qu'il s'agissait; mais l'expérimentation physiologique
avait-elle été poussée assez loin pour en produire de
volumineuses? En définitive, considérant que la plupart des éruptions cutanées que le *rhus* détermine,
chez l'homme sain, s'accompagnent de *douleurs brûlantes* concordant, sous ce rapport, avec celles que
ressentait ma malade, et considérant en outre qu'un
très-grand nombre d'autres symptômes provoqués par

1. *Matière médicale pure*, t. III, p. 508.

ce médicament présentaient avec ceux qu'elle éprouvait ou avait éprouvés la plus frappante analogie, je me décidai pour *rhus*.

« Il est bien clair, me disais-je après tout, que quatre globules imbibés de la douzième dilution de cette substance, s'ils ne font un très-grand bien, ne sauraient faire un très-grand mal. Si dans trois jours l'effet est nul, ce qui n'est que trop à prévoir, il sera bien temps encore de prescrire les bains d'eau thermale et, à l'intérieur, quelques verres par jour d'une de nos sources ferrugineuses, dont en vérité je n'espère pas merveille. J'allai donc prendre à la pharmacie une fiole neuve de la contenance de deux cents grammes ; je la rinçai, pour plus de sûreté ; je la remplis d'eau distillée, aiguisée de deux gouttes d'alcool, et dans laquelle je fis dissoudre mes quatre globules de *Rhus*.

Le lendemain, 14 juin, le meunier (la malade étant encore au lit) vint, comme il était convenu, chercher ce médicament. Je lui indiquai de quelle manière il devait être administré (quatre cuillerées par jour). J'ajoutai à cela quelques recommandations sur le régime à suivre et je le congédiai.

Le 15, le 16, le 17, pas de nouvelles de ma malade, qui ne loge pas à l'établissement. J'en suis à me demander si, mécontente de mon hésitation dont elle s'est peut-être aperçue, elle n'est pas retournée dans son pays sans prendre ni mon médicament ni les eaux. Mais le 18, de grand matin, mari et femme entrent chez moi. Une véritable transfiguration me paraît s'être opérée chez la malade. Elle a le teint reposé, les lèvres roses et humides, la démarche plus dégagée. Du reste, tous deux ont l'air grave; ils me saluent avec une sorte de vénération; mais impossible de lire quoi que ce soit sur leur impassible physionomie. Oh! paysans normands!

— Eh bien? leur dis-je.

— Je n'ai plus rien, me répond la malade.

— Comment, plus rien? Vous n'avez plus de médicament?

— Je lui ai donné, dit le mari, la dernière cuillerée ce matin.

— Mais votre maladie? votre peau?

Elle baisse les yeux et répond très-bas : Je crois que je n'ai plus rien.

— Voyons! oh! voyons cela.

Elle se déshabille, ce qui va plus vite que la première fois. Merveille des merveilles! C'est à n'en pas croire mes yeux! Rien! rien! mais rien! tout a disparu. Pas vestige de phlyctènes. C'est à peine s'il reste çà et là quelques rougeurs et quelques débris de croûtes entièrement desséchées.

— Mais il me semble, dis-je tout hors de moi à cette femme, dont le flegme me confond, il me semble que vous devriez être bien contente !

— Oh! pour ça, oui, je suis contente, dit-elle en souriant enfin.

— Si cela ne revient pas, ajoute le mari.

Et tout ce machiavélisme, qui ne me donne pas le change, parce que je connais à fond les mœurs de l'endroit, dans la crainte que je n'évalue à un trop haut prix le service rendu !

— Faut-il maintenant qu'elle prenne les eaux ? me demande le meunier.

— Non, et peut-être n'aura-t-elle pas besoin de les prendre. Le même médicament pendant trois jours encore.

Je leur prépare, séance tenante, une nouvelle potion de *rhus* et je les congédie.

Le 20 juin *les règles paraissent*, sans trouble, sans douleurs, *après quatorze mois de suspension*.

Le 25, la malade prend un bain, un seul. Les taches rouges ont disparu. Elle s'en va guérie et guérie sans retour, ainsi que je l'appris l'été suivant par une femme de son village.

Réflexions. Rien ne saurait ajouter, dans cette observation, à l'éloquence des faits : il faut les nier ou les admettre, avec toute leurs conséquences.

Le sumac aurait-il, dans tous les cas de pemphigus, l'incomparable efficacité qu'il montra dans celui-ci ? C'est ce que j'ignore. C'est, du reste, un des médicaments les plus sûrs et les plus usités de notre matière

médicale. Il n'est pas d'homœopathe qui n'en ait obtenu de bons effets dans l'*érysipèle*, la *brûlure au
premier degré*, l'*arthrite goutteuse*, le *lombago*, certaines *ophthalmies*, certaines *paralysies*, la *fièvre typhoïde* (période diarrhéique, surtout lorsque le pouls
présente une lenteur relativement exceptionnelle),
etc., etc. Enfin, on l'a beaucoup recommandé dans
le *zona*. Eh bien! je dois avouer que, dans cette dernière maladie, le *rhus* ne m'a jamais donné que des
résultats équivoques. Dans cinq ou six cas, au contraire, le *croton tiglium* a fait cesser rapidement non-
seulement l'éruption pustuleuse, mais encore la névralgie qui l'accompagne presque toujours et qui très-
souvent persiste après que celle-là a disparu.

OBSERVATION III

ARTHRITE CHRONIQUE

Mademoiselle B..., des environs de Saint-Malo, âgée
de vingt-huit ans, blonde, lymphatique, bien réglée,
mais sujette aux pertes blanches, est atteinte, depuis
plusieurs années, d'une affection des genoux, pour
laquelle elle a déjà passé six semaines à notre établissement pendant l'été de 1846. L'amélioration qu'elle
croit avoir éprouvée des bains et surtout des douches,
nous l'a ramenée cet été et depuis trois semaines en-

viron elle s'est remise au régime des eaux. Mais j'avoue que l'amélioration, dont elle veut bien faire honneur à la source thermale de Bagnolles, me paraît s'effectuer avec une telle lenteur qu'un esprit un peu prévenu pourrait, sans trop de malveillance, l'attribuer au temps et à la seule nature.

Le genou droit, qui est surtout le siége de la maladie, présente en dedans et en dehors, mais principalement en dedans, un gonflement qui n'existe pas au genou gauche, bien que la malade souffre aussi, mais légèrement, de celui-ci ; gonflement dur, médiocrement douloureux au toucher, ne s'accompagnant d'aucun changement de couleur à la peau, et paraissant intéresser spécialement l'extrémité articulaire du tibia. Lorsqu'on fait jouer l'articulation, c'est-à-dire pendant le mouvement de flexion de la jambe sur la cuisse, si modéré que soit ce mouvement, qui du reste est toujours pénible et dans les mauvais moments impossible, on entend distinctement un bruit de râpe analogue à celui que produiraient deux surfaces rugueuses frottées l'une contre l'autre. Certainement, il y a là défaut de synovie et très-probablement, qui plus est, altération plus ou moins profonde des cartilages articulaires. Rien de semblable ne s'observe au genou gauche.

Mademoiselle B..., qui ne souffre pas d'une manière continue, marche avec deux béquilles sans lesquelles personne ne l'a encore vue à Bagnolles et se promène le plus qu'elle le peut. Mais de temps en temps de violentes douleurs, dont les accès durent une ou deux minutes, la forcent subitement à s'arrêter. Alors on la voit rougir; son visage et probablement tout son corps se couvrent de sueur; son énergie bretonne l'empêche de laisser échapper une plainte; mais, en dépit de la contrainte qu'elle s'impose, les larmes lui viennent aux yeux. Puis, l'accès passé, elle sourit tristement, reprend le fil de sa conversation si elle causait et poursuit sa promenade, qui d'ailleurs ne s'étend jamais au delà des limites du parc.

Mademoiselle B... a eu dans sa famille des goutteux et des rhumatisants. Elle-même a fait une chute, je ne sais plus à quelle époque ni dans quelles conditions. En définitive, les antécédents de sa maladie m'ont été très-vaguement racontés, de telle sorte qu'il me serait, à mon tour, très-difficile d'en faire un récit bien exact ; mais ceci n'ôte absolument rien à l'importance du fait que j'ai cru devoir rapporter.

Dans la soirée du 2 juillet (1847), le temps étant humide et frais, mademoiselle B... est prise d'une névralgie dentaire; ce qui lui est déjà arrivé plusieurs fois à Bagnolles, bien qu'elle ait les dents parfaitement saines. La douleur est sourde, continue, pulsative comme une douleur d'abcès, sensiblement exaspérée par l'air du dehors. Mademoiselle B... se retire de

bonne heure, se couvre la mâchoire de coton cardé,
se met au lit, mais passe une nuit détestable.

Le 3 au matin, la douleur qui s'est augmentée pendant la nuit sans changer de caractère, occupe toute
la branche gauche du maxillaire inférieur, sans qu'une
dent paraisse plus spécialement atteinte que les autres,
se ramifie dans la parotide correspondante et dans la
glande sous-maxillaire qui est particulièrement sensible et forme une saillie prononcée. Enfin, il y a de la
rougeur et du gonflement à la gencive, mais il n'y en
a point à la joue. Cet état, qui persiste toute la journée et qui ne permet pas de manger, s'aggrave encore
à la tombée de la nuit. Je propose alors à la malade,
qui a pris inutilement deux bains de pieds, d'essayer
de la soulager avec un médicament homœopathique.
Elle y consent, et je lui apporte un verre d'eau commune, dans lequel j'ai fait dissoudre *un seul globule* de
mercure (*merc. sol.*) à la trentième dilution, et dont je
lui recommande de prendre immédiatement une cuillerée à bouche, puis une cuillerée de deux en deux heures,
si la douleur se maintient et si le sommeil ne vient pas.

Or, le 4 au matin, je suis tout surpris de voir
mademoiselle B... dans la cour de l'établissement,
marchant sans ses béquilles et en s'aidant seulement
d'une petite canne, dont elle a l'habitude de se servir
dans sa chambre lorsqu'elle n'a que quelques pas à y
faire. Elle m'aperçoit, et, souriant de mon air ébahi,

vient à moi prestement, presque sans boiter, et me dit en me tendant la main :

— Oui, docteur, c'est bien moi : vous êtes un magicien. J'ai pris, hier soir, *une seule cuillerée* de votre médicament et un quart d'heure après je dormais. J'ai dormi toute la nuit sans cette incommode transpiration dont je me plaignais ces jours passés. Je ne me suis réveillée qu'à sept heures, ne souffrant plus et mourant de faim. Mais voici le plus extraordinaire : mon genou *ne craque plus,* je le sens à peine; j'ai pu laisser mes béquilles dans ma chambre... et me voilà.

Il y avait là plusieurs baigneurs et baigneuses, et je pus entendre, bien que faites à voix basse, les réflexions suivantes :

— Voilà ce que c'est que les eaux ! Leur effet se produit quelquefois tout d'un coup.

— C'est le changement de temps !

— Le renouvellement de la lune !

— Elle est bonne, mademoiselle B..., avec sa cuillerée d'eau !

— Crédule comme une Bretonne qu'elle est.

— Qui sait, disait une bonne vieille, si ce n'est pas un miracle opéré par Notre-Dame de Lignoux? Mademoiselle B... n'y est-elle pas allée il y a trois jours?

— Oh ! moi aussi. j'y suis allé, dit un goutteux, et je n'en souffre pas moins, etc., etc.

Quant à moi, qui ne pouvais m'empêcher de sourire
en saisissant à la volée ces menus propos que j'enten-
dais malgré moi, je recevais, à quelques pas de là, les
confidences d'un pauvre paralytique qui venait de
nous arriver et qui, lui aussi, me semblait-il, avait
grand besoin pour guérir de l'intervention de Notre-
Dame de Lignoux.

Mademoiselle B... n'avait plus, malheureusement,
que quelques jours à passer à Bagnolles. Elle continua le mercure, le peu de temps qu'elle y resta.
Je la revis l'hiver suivant à Paris, où, à son grand
regret, des affaires et sa position de fortune ne lui
permettaient pas de séjourner plus d'une semaine.
Elle n'était pas entièrement guérie; mais l'amélioration vraiment extraordinaire qu'elle avait obtenue en
quelques jours, ou, pour mieux dire, en une seule
nuit, s'était maintenue. Jamais, depuis cette époque,
elle n'avait eu besoin de reprendre ses béquilles, et
elle pouvait même marcher sans canne.

OBSERVATION IV

ASTHME

M. L..., marchand de bœufs, âgé de quarante-deux
ans, bien constitué, menant une vie active et généralement sobre, se plaint d'éprouver, depuis cinq ou six
ans, des accès de suffocation, faibles et de courte

durée dans le principe, mais actuellement (juillet 1847) très-intenses et quelquefois fort prolongés ; accès qui reviennent à des intervalles très-variables, surtout pendant les grandes chaleurs ou les grands froids, le plus souvent sous l'influence d'un temps orageux ou d'une contrariété ; mais quelquefois aussi sans cause appréciable, et qui le laissent, quand ils sont passés, dans un état de santé parfaite. L'accès commence ordinairement vers les sept ou huit heures du soir, tantôt après une journée de vague malaise et précédé par un sentiment de gêne dans la poitrine, tantôt subitement, sans aucun symptôme précurseur, et se prolonge jusqu'à trois ou quatre heures du matin, sinon jusqu'au grand jour. Tout le temps de sa durée, M. L..., en proie à un sentiment d'angoisse inexprimable, ne peut rester pendant une minute la tête sur l'oreiller. Il est obligé de s'asseoir, le corps penché en avant et les épaules rejetées en arrière. Il a la poitrine serrée comme dans un étau et « *ne respire que de la gorge.* » Il lui semble en même temps qu'entre sa poitrine et son estomac une barre rigide empêche ses poumons de se dilater par en bas (spasme du diaphragme ?) Il ne tousse pas, mais il est haletant ; l'air lui manque, il suffoque : quelle que soit la température, il faut que la croisée de sa chambre soit ouverte au grand large, et souvent, malgré un froid très-vif, de grosses gouttes de sueur lui tombent du visage.

Quelques quintes de toux, accompagnées d'une expectoration muqueuse peu abondante, et d'une ou deux émissions d'une urine aqueuse, marquent la fin de la crise. Alors il n'ose pas se remettre dans son lit; mais il s'accoude sur une table et dort ainsi, pendant une heure ou deux, la tête appuyée sur ses mains. M. L... n'a jamais de fièvre, même au plus fort de ses accès, qui se renouvellent deux ou trois nuits et jusqu'à dix nuits de suite; ce qui, dit-il, lui est arrivé l'an dernier juste au mois où nous sommes. Dans ce cas, la dyspnée ne cesse que très-incomplétement pendant le jour, s'accroît au moindre mouvement, et, par conséquent, ne permet point au malade de vaquer à ses affaires.

M. L... a subi déjà différents genres de traitement. On l'a saigné une fois, ce qui, dit-il, lui a été funeste et a augmenté la durée de l'accès. Il a fumé des cigarettes de belladone, de stramoine et de jusquiame. Il a pris des pilules de toutes sortes. Accoutumé de vieille date à l'usage du café à l'eau, il s'en est privé pendant deux mois et le tout sans résultat. Enfin, il vient à Bagnolles pour me consulter et pour essayer de nos eaux, si je le juge convenable, mais le voilà pris de son accès le jour même de son arrivée.

5 *juillet*. — Je vois M. L... pour la première fois entre quatre et cinq heures de l'après-midi. L'oppression est encore peu considérable. Il peut, sans trop de difficulté, me faire l'histoire de sa maladie et la des-

cription de ses accès. J'explore avec soin sa poitrine et je n'y trouve absolument rien d'anormal. Le son rendu par la percussion n'a rien d'exagéré et ne dénote aucune trace d'emphysème. Le volume du cœur est ce qu'il doit être et cet organe me paraît sain. Le malade n'a d'ailleurs jamais eu de palpitations. Mais la poitrine est contractée; le murmure respiratoire ne s'entend qu'au sommet des poumons : l'inspiration est fréquente et l'expiration s'accompagne de râles sibilants qui semblent se produire principalement dans les grosses bronches et la trachée. L'œil est saillant, les lèvres sont légèrement cyanosées, le pouls donne 70. En somme, le diagnostic n'est nullement embarrassant : c'est l'*Asthme nerveux* de tous les auteurs. Mais hélas ! point capital ! le père de M. L..., mort il est vrai à un âge avancé (75 ans) était asthmatique. — Prescription : *ipeca.*, 12me dilution, deux globules pour un verre d'eau; une cuillerée à café de deux en deux heures.

6 *juillet.* — Amélioration douteuse; la nuit n'a pas été aussi mauvaise que le malade le prévoyait; il a pu la passer en grande partie dans son lit, mais presque toujours sur son séant. — *Bellad.* 12. Deux globules pour la même quantité d'eau, à prendre comme précédemment.

7 *juillet.* — Huit heures du matin. Nuit détestable, pas un instant de répit, et, de plus, un mal de tête

insolite, qui dure encore. — *Arsenic*, 30me, deux globules comme précédemment.

8 *juillet*. — Dès la première cuillerée, *amélioration
énorme*. L'accès est terminé. Le malade renonce à
prendre les eaux et « *ne veut plus d'autre remède que
celui dont il vient de faire usage* »

M. L..., après m'avoir chaleureusement exprimé sa
reconnaissance, s'en retourne donc dans son pays
(près de Carouges), emportant avec lui vingt globules
d'arsenic à la 30me, avec la recommandation de les
ménager et de s'en servir, en cas d'accès, conformément à ce qu'il m'a vu faire.

10 *septembre*. — M. L... vient me voir à Bagnolles et
me dit que, depuis le 7 juillet, il n'a eu, à sa grande
satisfaction, qu'un *commencement d'accès* qu'un seul
globule a suffi pour faire avorter.

Enfin, l'année suivante, le 10 juin 1848, M. L. vint
me revoir en m'amenant une de ses parentes. Il me dit
qu'il a passé un excellent hiver, qu'il lui reste encore
plus de la moitié des globules que je lui ai donnés et
que, grâce à ceux dont il a fait usage, il n'a pour ainsi
dire pas eu d'accès ; enfin que l'état dans lequel il se
trouve équivaut pour lui, ou peu s'en faut, à une véritable guérison.

J'ai traité depuis cette époque bon nombre d'asthmatiques. Et chez plusieurs d'entre eux, notamment chez
deux habitants (le père et le fils) de Villeneuve-Saint-

Georges, l'arsenic à la trentième et même à la centième dilution, m'a donné les mêmes résultats. S'en
suit-il que l'arsenic soit le *spécifique* de l'asthme? Pas
plus que la bryone n'est le spécifique de la bron-
chorrée, le sumac le spécifique du pemphigus, etc.,
etc. Il y a des asthmatiques qui sont rebelles à l'arsenic et dont l'état réclame un autre médicament, tel
que le soufre, le corail, la spigélie, etc. En résumé :
*tout cas particulier exige l'emploi d'un spécifique à lui
propre.* Et voilà pourquoi la pratique de l'homœopathie offre tant de difficultés et exige de la part de celui
qui s'y livre une connaissance approfondie et une
étude incessante de la matière médicale.

OBSERVATION V

TEIGNE GRANULÉE

Un petit garçon de huit ans, Georges M., ayant
toutes les apparences d'une bonne santé, blanc et
rose avec des cheveux d'un blond très-clair, bien
nourri et tenu proprement (ses parents sont auber-
gistes et fort à leur aise), porte cependant au sommet
de la tête, et cela depuis plusieurs semaines, des pustules et des croûtes de *teigne granulée*, maladie que
M. Rayer et les autres dermatologistes attribuent principalement à la malpropreté ainsi qu'à une nourriture
malsaine ou insuffisante. La marche qu'a suivie l'é-

ruption (développement successif de petites pustules jaunâtres) des croûtes irrégulières, bosselées, grisâtres, ici abreuvées d'une sérosité visqueuse, là ressemblant à de petits morceaux de mortier desséché, mais nulle part déprimée en godet comme les croûtes du favus ; les poux qui fourmillent à l'entour, bien que l'enfant soit peigné tous les jours ; enfin l'odeur nauséabonde et caractéristique qu'elles exhalent, ne me permettent point de me tromper sur la nature de la maladie. J'ajoute que les ganglions du col sont tuméfiés et douloureux, symptôme qui du reste se rattache physiologiquement à toutes les excoriations du cuir chevelu. — Prescription : *sulfur.* 30me, — un seul globule dans cent vingt grammes d'eau — une demie cuillerée matin et soir.

Je ne revois l'enfant que huit jours après. Or, depuis trois jours, il est entièrement guéri et les poux ont cessé de se reproduire.

Ainsi que j'ai pu le constater depuis, le soufre réussit presque toujours contre la teigne granulée. Malheureusement il s'en faut bien que ce médicament ait la même efficacité contre le favus et la teigne muqueuse, maladies contre lesquelles il est pourtant recommandé, mais qui, dans la plupart des cas, exigent l'emploi d'autres agents thérapeutiques.

OBSERVATION VI

ANHÉMIE

Le 5 novembre 1847, une dame étrangère vint me voir à Paris, accompagnée de sa fille, pour laquelle elle désirait me consulter et qui, me dit-elle, avait les *pâles couleurs.*

Mademoiselle Marie X..., née à Valparaiso d'un père chilien et d'une mère irlandaise, est âgée de quinze ans et demi. Elle a la taille svelte et élancée, les yeux bleus, les cheveux d'un blond doré, la peau fine et transparente à laisser voir, surtout aux tempes, tout le réseau veineux, d'une excessive pâleur et marquée çà et là d'imperceptibles éphélides. Les lèvres et les gencives sont décolorées ; mais les dents sont saines et blanches, non de cette blancheur laiteuse qu'ont les dents de certains rachitiques, mais de la nuance mate de l'ivoire neuf, signe ordinaire d'une ossification normale. Formée à onze ans, mademoiselle X. a d'abord eu pendant cinq ou six mois des règles à jour fixe et assez abondantes, puis sans cause appréciable est survenue une suspension de plusieurs mois, que fit cesser le fer réduit par l'hydrogène. Enfin, après avoir diminué progressivement d'abondance, le flux menstruel s'est de nouveau supprimé depuis le milieu de l'été, sans que cette fois le fer, sous différentes formes, ait produit autre chose que de la constipation, quelques coliques et un peu de dyspepsie.

Mademoiselle Marie a des palpitations, des bouffées de chaleur au visage, des accès de larmes qui contrastent étrangement avec son caractère enjoué et sa physionomie souriante, des appétits bizarres (elle mange ses crayons, la mine de plomb et le bois), mais surtout, et c'est là ce qui inquiète le plus sa mère, de fréquentes syncopes qui d'ailleurs ne paraissent être ni précédées ni suivies d'un très-grand malaise. Le pouls est faible, dépressible, assez fréquent et irrégulier. Enfin je constate, en auscultant la région du cœur, un *bruit de souffle* peu prononcé, mais pourtant distinct.

Mademoiselle X., qui est habituellement traitée par l'homœopathie, a pris, sans amélioration sensible, la pulsatille, le soufre, la chaux et le graphite. L'insuccès de cette médication à laquelle madame X. a de son chef et sans consulter de médecin soumis sa fille, ne laisse pas que de m'embarrasser un peu. Je songe pourtant au manganèse que j'ai vu mainte fois réussir dans la chlorose, et je suis sur le point de le prescrire, lorsque, à force d'interroger la malade, je découvre un symptôme qui devient pour moi un trait de lumière et me révèle le vrai médicament : « Il me semble parfois, me dit mademoiselle X., soit dans mon lit, soit avant de me coucher, que ma tête grossit, au point de devenir énorme. L'illusion est si complète que je m'en suis toute effrayée, et qu'il m'est arrivé de rallumer ma bougie pour m'assurer, en me regardant dans une glace, que ce n'était que pure imagination et non une chose réelle.

« Bovista! m'écriai-je; il n'y a que bovista qui produise ce symptôme. Mademoiselle, vous allez guérir comme par enchantement.. » Et aussitôt je prescris :

Lycoperdon bovista, 12me, une goutte pour cent cinquante grammes d'eau alcoolisée,—trois cuillerées en vingt-quatre heures.

Or, à partir de ce jour, mademoiselle Marie X. n'eut plus de rougeurs subites, plus de larmes sans cause, plus de palpitations, plus de syncopes.

Le 10 novembre le bruit de souffle a disparu, l'appétit est excellent, le teint incomparablement meilleur qu'il ne l'était.

Le 14 les règles paraissent, la malade est guérie.

Réflexions. On voit par cette observation qu'il suffit parfois d'un seul symptôme pour mettre le médecin sur la voie du bon médicament et amener ainsi la guérison.

Bovista, dont il n'existe qu'une pathogénésie très-incomplète, n'a jamais fait partie de l'ancienne matière médicale. Quant aux homœopathes qui, par cette raison peut-être, le connaissent assez peu, ils semblent jusqu'à présent n'avoir tenu compte, je ne sais pourquoi, que de ses symptômes cutanés. Cependant, induit par quelques expériences personnelles et par l'action si nette de *bovista* dans le cas que je viens de rapporter, à prescrire ce médicament à un assez grand nombre de jeunes filles chlorotiques, je n'hésite pas à le considérer comme un des modificateurs les plus puissants et les plus sûrs qu'on puisse employer contre certaines formes d'anhémie.

Une *excessive pâleur* (ce qui semblerait donner raison à la vieille et absurde *doctrine des signatures*), de subites bouffées de chaleur au visage ; de fréquentes lipothymies ; des règles supprimées, ou pâles et irrégulières ; des éphélides à la peau ; une leucorrhée âcre ; enfin un coryza chronique qui excoriait la lèvre supérieure ; telles sont les indications générales qui m'ont fait plusieurs fois prescrire *bovista* avec un grand succès, même dans des cas où n'existait ni le symptôme caractéristique du *grossissement de la tête* ni aucune affection cutanée.

OBSERVATION VII

PNEUMONIE CHRONIQUE

Le 7 avril 1855, un jeune orfèvre de Dunkerque me suppliait d'aller voir son frère, très-gravement malade à Honsdchoote, sa ville natale, à douze kilomètres de Bergues. Il s'agissait, comme on le voit, d'un déplacement considérable et qui méritait réflexion. Le malade, M. A., brasseur de son état, était âgé de 24 ans. Il avait eu, trois mois auparavant, une fluxion de poitrine dont il était loin d'être guéri. Il toussait et crachait beaucoup, était d'une grande maigreur et si faible qu'il ne quittait plus son lit. Enfin il m'attendait impatiemment et *n'avait plus d'espoir qu'en moi*, propos plus alarmant que flatteur et que tout médecin, à son jour, a le triste honneur d'entendre.

De tout ceci je concluais :

Le malade qu'on me propose d'aller voir est un pauvre phthisique qui mourra deux ou trois semaines après ma visite ; revers inévitable que les médecins de l'endroit ne manqueront pas de porter au compte de l'homœopathie. J'irais donc faire deux cents lieues pour constater un mal incurable ; débiter à une famille désolée de banales consolations fondées sur un espoir que je n'aurais point ; de plus, enfin, j'aurais fait dépenser en pure perte une somme assez forte à de braves gens qui probablement ne sont pas très-fortunés. En vérité je ne me sens nulle envie d'entreprendre ce voyage.

Je parlai dans ce sens au jeune orfèvre ; mais celui-ci, qui aimait tendrement son frère, mit dans sa requête tant d'insistance et de sentiment que je me laissai ébranler et que le lendemain au soir je partis pour Hondschoote.

Le 7 avril, entre neuf et dix heures du matin, j'étais donc introduit dans la chambre du malade que j'interrogeai et explorai attentivement avant l'arrivée des deux médecins du pays avec lesquels je devais me trouver en consultation et qui étaient convoqués pour dix heures.

M. A., qui est dans son lit, étendu sur le dos, la tête appuyée sur plusieurs oreillers, est très-blond, très-maigre, presque émacié et présente tout l'*habitus* extérieur d'un phthisique. Il a le fond du teint très-pâle, les yeux agrandis par la maigreur, le nez effilé, les pommettes saillantes et, la gauche surtout, fortement injectées, les lèvres sèches et pulvérulentes. Oppression considérable (de trente-six à quarante inspirations par minute), pouls à cent cinq ; voix faible mais non cassée. Une légère tussiculation accompagne presque chaque expiration et devient de distance en distance une véritable quinte suivie d'une expectoration excessivement abondante. La toux n'est d'ailleurs point caverneuse. Elle a lieu surtout le matin, mais en réalité se reproduit à toutes les heures du jour. Quant aux crachats, ils sont opaques, sans cohésion et présentent la ténuité et l'odeur fade d'un véritable pus ; je n'y remarque ni stries de sang, ni trace de matière strumeuse ; mais leur abondance est ce qui me frappe le plus, car je ne puis estimer à moins d'un demi-litre la quantité rendue depuis la veille au soir.

Malgré la maigreur qui, je le répète, est très-grande, sans aller pourtant jusqu'au marasme, la conformation de la poitrine ne me présente rien d'anormal et les omoplates ne se détachent point en forme d'ailes comme cela a lieu chez beaucoup de phthisiques; plusieurs cicatrices récentes de vésicatoires couvrent presque tout le côté gauche.

A ma grande surprise, la percussion ne me donne ni le son *de pot fêlé*, ni aucune matité dans les régions sous-claviculaires. Loin de là, je ne constate qu'une très-franche sonorité et qui plus est, peut-être, une sonorité extra-normale, dans toute l'étendue du poumon droit et dans le tiers supérieur du poumon gauche; mais les deux tiers inférieurs de celui-ci donnent un son aussi mat que celui qu'on obtient en percutant la région hépatique.

Les résultats fournis par l'auscultation concordent parfaitement avec ceux que m'a donnés la percussion. Absence de *souffle*, de *bronchophonie*, de *pectoriloquie*, de *teintement métallique*. Murmure respiratoire perceptible dans tout le côté droit et exagéré dans la région sous-claviculaire gauche; quelques râles muqueux à grosses bulles que je prends d'abord pour du gargouillement, mais qui se produisent évidemment dans les bronches, et cessent pour un instant quand le malade a craché ; voilà ce que je constate. Mais à partir du niveau de la quatrième côte gauche,

j'ai beau faire respirer le malade le plus profondément qu'il le peut, le faire parler, tousser, il est clair
que les deux lobes inférieurs du poumon correspon-
dant sont complétement imperméables à l'air. Les
vibrations du cœur se propagent avec une remarquable intensité et de telle façon que le tact suffit pour
les faire percevoir. D'où j'induis que très-probablement il existe chez M. A. une hépatisation plus ou
moins entière des deux tiers inférieurs du poumon
gauche.

Ceci m'explique pourquoi le malade qui dort (passablement) sur le dos et sur le côté gauche, ne peut
absolument se coucher sur le côté droit, contrairement à son habitude avant de tomber malade, car
alors le poids de son corps en comprimant ce côté et
en l'empêchant de se dilater le prive presque totalement du seul poumon sain qui lui reste.

Les antécédents ne jettent sur la maladie aucun
jour fâcheux. Il n'y a jamais eu de phthisiques dans la
famille de M. A. Il a perdu son père d'une maladie
aiguë, sans rapports avec celle dont il est atteint; sa
mère est âgée, mais robuste. Sa sœur, qui est son aî-
née, et son jeune frère, que j'ai vu, paraissent doués
l'une et l'autre d'une bonne constitution.

M. A. transpire la nuit, mais rarement assez pour
l'obliger à changer de linge. Il porte d'ailleurs de la
flanelle. L'appétit lui manque totalement: on le nour-

rit avec du lait. En se forçant un peu, néanmoins, il pourrait manger davantage ; mais on a remarqué qu'une alimentation plus substantielle augmentait la toux et l'oppression. La langue est un peu sèche et recouverte d'un enduit blanchâtre. L'épigastre est sensible à la pression, le ventre souple et déprimé par l'amaigrissement : une ou deux selles par vingt-quatre heures, ordinairement de consistance molle, quelquefois diarrhéiques.

Une particularité dont je suis frappé et à laquelle j'attache de l'importance, c'est que M. A. se trouve beaucoup plus mal dans la matinée que dans l'après-midi et même que dans la soirée. Presque jamais le pouls n'a sensiblement augmenté de fréquence dans les dernières heures du jour. Le malade, sa mère et sa sœur ont même cru remarquer que le plus souvent le contraire avait lieu. On me dit enfin que, pendant plusieurs semaines, un frisson suivi de soif, de chaleur et de sueur s'est produit journellement vers dix heures du matin, et qu'on y a mis fin récemment avec quelques doses de sulfate de quinine. Ceci ne m'étonne point, car, ainsi que je l'ai remarqué en arrivant à Hondschoote, cette petite ville est située au milieu d'une plaine basse et marécageuse, de telle sorte que la fièvre intermittente des marais doit y être endémique et s'y mêler à toutes les maladies, ce qui me fut, en effet, confirmé dans la suite. Aussi, tenant

compte de cette circonstance, et craignant d'avoir pris
une hypertrophie de la rate pour une hépatisation du
poumon, je percute de nouveau, et avec plus d'attention que je ne l'ai fait d'abord, le côté gauche de
M. A. Mais la rate n'est point hypertrophiée; je puis en
délimiter nettement le bord supérieur; ma première
investigation n'était donc point erronée.

J'en étais là de mon exploration lorsqu'on annonça
mes confrères de Hondschoote.

L'un était un officier de santé, dont le nom flamand
me revient d'autant moins que je ne suis pas sûr de
l'avoir distinctement entendu lorsqu'on me le pré-
senta; l'autre, beaucoup plus âgé, était M. le docteur
Delaroyère, maire de Hondschoote depuis plus de
vingt-deux ans, et vénéré à juste titre de ses adminis-
trés.

M. Delaroyère est, comme on doit le penser, la no-
tabilité médicale du pays. C'est un homme instruit,
lettré, un esprit ouvert aux découvertes, comme on le
verra dans la suite, très-versé dans l'étude de la métaphysique et fort au courant des controverses reli-
gieuses. Il a accompagné M. de Lamartine dans son
voyage en Orient et a conservé avec notre grand poëte
des relations amicales; enfin il est l'auteur d'un livre
intéressant et sagement écrit dont il voulut bien me
faire hommage lors d'un second voyage que, sur sa
demande, je fis à Hondschoote cinq ou six mois plus

tard. Moi-même je lui fis don d'un exemplaire de ma *Systématisation* ; mais n'anticipons pas, car nous n'en sommes point encore à ces échanges de politesse.

Mes confrères, je dois l'avouer, m'accueillirent très-froidement ; m'en voulaient-ils d'avoir cédé (et c'était bien malgré moi) à la fantaisie d'un malade dont ils désespéraient ? Me trouvaient-ils, moi-même, peu prévenant et peu communicatif, hébété comme je l'étais par le froid et par une nuit passée en wagon ? Etait-ce enfin, chose plus probable, que ma qualité d'homœopathe les offusquât ? Toujours est-il qu'ils me traitaient, pour le moins, en intrus. M. Delaroyère surtout, habitué qu'il était, sans doute, dans le rayon de sa clientèle, à juger en dernier ressort toutes les questions médicales, le prenait avec moi sur un ton dédaigneux et quelque peu railleur, que son collègue, qui, du reste, ne disait mot et opinait du bonnet, paraissait appuyer d'un petit sourire narquois.

Quant à moi, j'écoutai silencieusement et les yeux modestement baissés l'historique un peu sommaire qu'on voulut bien me faire de la maladie, ainsi que l'énumération des moyens thérapeutiques qui avaient été mis en œuvre, sangsues, vésicatoires, potion stibiée, etc. ; puis, pour ne pas discuter en présence du malade, nous passâmes dans une salle voisine.

La discussion fut courte, un peu sèche peut-être, sans aigreur cependant. M. Delaroyère et moi nous en fîmes seuls les frais. Sa conviction était que le malade était perdu : il s'agissait, selon lui, d'une phthisie à sa dernière période. Mon opinion touchant ce dernier point différait essentiellement de la sienne et le résumé des considérations sur lesquelles je la fondais parut l'impressionner. Néanmoins son pronostic n'en fut point modifié.

« Tuberculeux ou non, dit-il en se levant, phthisique ou pneumonique, je répète que ce malade n'a pour nous aucune chance de guérison. N'êtes-vous pas de mon avis, M. X.? ajouta-t-il en s'adressant à l'officier de santé. »

M. X. hocha la tête en signe d'assentiment.

— Messieurs, dis-je à mon tour, il n'est que trop clair que ce pauvre jeune homme est dans le plus grand danger, et que pas un seul médecin au monde ne répondrait de sa guérison. Cependant, puisque vous en désespérez absolument et que moi je conserve, en dépit de tout, une vague espérance de le sauver; puisque vous reconnaissez hautement l'impuissance de votre médication, vous ne sauriez trouver mauvais que nous ayons recours à la mienne.

— Ah! volontiers! très-volontiers! s'écrie M. Delaroyère en reprenant son ton goguenard. Et quels globules, mon cher confrère, allez-vous ordonner?

— Des globules de soufre, monsieur, répliquai-je gravement.

— A merveille ! Galien donnait aussi le soufre à ses poitrinaires, mais il ne le donnait point en globules.

— Deux verres d'eau ! criai-je à la servante et sans me soucier autrement des innocents quolibets de M. le maire de Hondschoote.

Je mis dans chacun de ces verres *quatre globules de soufre à la trentième dilution*

— Votre fils, dis-je à madame A., qui venait d'entrer dans la chambre, prendra de ceci seulement une cuillerée toutes les quatre heures, et lorsque les deux verres seront terminés, M. Delaroyère voudra bien me faire connaître les effets obtenus. Là-dessus j'allai prendre congé du malade; je rassurai sa mère dans la mesure de mes propres espérances; mes confrères et moi nous nous quittâmes à peu près aussi froidement que nous nous étions abordés, et, quelques heures après, je repris le chemin de Paris.

Or, le 15 avril, je reçus de Hondschoote la lettre suivante :

Monsieur et honoré confrère,

J'ai l'honneur de vous faire savoir que, depuis votre visite, un changement notable s'est opéré dans l'état du jeune A... Les crachats *ont diminué de moitié*. Le pouls a également perdu de sa fréquence : il est tombé de 110 à 90. Les garde-robes sont plus naturelles; le malade est moins faible. Mais la matité subsiste au côté gauche. Les deux tiers inférieurs de ce poumon restent imperméables à l'air. Nous n'avons plus de médicament : que devons-nous faire ?

Agréez, etc.

DELAROYÈRE.

Cette lettre, si réservée qu'elle fût, ne laissa pas que de me faire plaisir ; voici ou à peu près ce que j'y répondis :

« Vous devez continuer le soufre, à la *trentième dilution*, attendu que c'est sous l'influence de ce médicament que s'est opéré le *changement notable* que vous constatez dans l'état du jeune A... Voici donc deux doses de sucre de lait, contenant chacune quatre globules de soufre, 30me dilution, pour deux verres que le malade prendra par cuillerées comme précédemment.

» Agréez, etc. »

Le 22 avril, nouvelle lettre de Hondschoote, ainsi conçue :

Monsieur et honoré confrère,

L'amélioration est incontestable. Nouvelle diminution des crachats, qui pourtant sont encore très-abondants. Pouls à 85. Du râle crépitant s'entend distinc-

tement entre la cinquième et la sixième côte. Serait-ce
une résolution ? Je vous en fais juge. Le malade demande à manger. Lui permettez-vous les potages ?
Nous n'avons plus de médicament; veuillez nous en
envoyer.

Agréez, etc.

DELAROYÈRE.

Je permets des potages, et, dans l'espérance de réduire et de modifier la sécrétion bronchique, j'envoie
de *la silice*, 30me dilution, que je conseille d'administrer comme on a fait du soufre. Mais, le 29 avril, je
reçois de Hondschoote la lettre que voici :

Mon cher confrère,

Peu de changement depuis ma dernière lettre. Un
peu moins de matité, me semble-t-il. Toujours du râle
crépitant. Pouls variant entre 82 et 85. Les potages
passent bien. Les forces se maintiennent ; mais, en
somme, état stationnaire depuis six jours. Le malade
croit que le soufre lui était plus favorable que la silice. *Je le crois aussi.* Vous ferez donc bien, sauf meilleur avis, de nous renvoyer du soufre.

Votre dévoué confrère,

DELAROYÈRE.

A la bonne heure ! m'écriai-je en lisant cette lettre.

Voilà enfin un médecin qui s'amende et qui reconnaît formellement l'action des médicaments infinitésimaux. Parlez-moi des hommes de bonne foi : on finit toujours par s'entendre avec eux. Mais pourquoi faut-il qu'ils soient en si petit nombre !

En si petit nombre ? je le pensais il y a dix ans; je ne le pense plus aujourd'hui. La plupart des médecins sont des hommes de bonne foi, et si, à l'égard de l'homœopathie, ils ne se rendent pas à l'évidence, c'est qu'ils n'ont pas l'occasion de voir les faits d'où elle ressortirait pour eux.

J'envoyai à M. Delaroyère trois doses numérotées et que le malade devait prendre, conformément à leurs numéros d'ordre. Les deux premières contenaient chacune quatre globules de soufre, 12me dilution, écrasés dans du sucre de lait ; la troisième n'était que du sucre de lait sans addition de médicament.

Le 15 mai, mon confrère de Hondschoote m'écrit :

« Grande amélioration ; le malade se lève et reste hors de son lit la plus grande partie de la journée ; pouls de 72 à 75 ; selles normales ; la matité a presque entièrement disparu ; le râle crépitant ne s'entend plus ; le poumon gauche est perméable à l'air dans la plus grande partie de son étendue. Seulement les crachats restent encore assez abondants. Le malade, qui mange très-bien et de tout, voudrait prendre du café ; faut-il le lui permettre ? etc., etc. »

Je défendis le café et prescrivis *kali carbonicum*, 30me, deux globules par jour. Ce médicament modifia légèrement la nature des crachats et en réduisit un peu l'abondance.

M. A... prit ensuite *kali ioduratum*, 12me, puis *sulfur*, 1re trituration, puis enfin quelques bouteilles d'eau bonne qui produisirent assez peu d'effet et je fis cesser toute médication.

A la fin du mois de juin, M. A... se considérait comme guéri et avait repris ses occupations habituelles. Il vint me voir à Paris dans le courant du mois d'août, et je fus émerveillé du changement qui s'était opéré en lui. Je ne crois pas exagérer en affirmant que, depuis l'époque de ma visite à Hondschoote, il avait repris de 12 à 15 kilogrammes de chair. Il ne toussait plus. Je l'auscultai et je trouvai sa poitrine dans l'état le plus satisfaisant. Cependant il crachait encore, surtout le matin. J'essayai, mais en vain, de combattre cette exsudation mucoso-purulente. Elle persista et l'année suivante elle existait encore. M. A..., qu'elle incommodait peu, la traitait d'ailleurs fort cavalièrement, avec le café, la pipe et la bière, en dépit de mes conseils. Je crois aussi que l'air humide de Hondschoote contribuait beaucoup à l'entretenir, et que, dans un pays sec et chaud, un régime convenable eût suffi pour la faire disparaître. Malheureusement la plupart des malades sont esclaves des néces-

sités de la vie et ne peuvent choisir à leur gré le lieu
de leur résidence.

Quoi qu'il en soit, ma conviction est que, lorsque
j'allai voir M. A... le 7 avril 1855, il ne lui restait pas
trois semaines à vivre. Telle était aussi l'opinion de
M. le docteur Delaroyère qui, tout en reculant devant
le labeur qu'eût exigé de lui une étude approfondie de
la médication homœopathique, ne laissa pas que de
devenir un de ses chauds partisans. Sur quelques indications que je lui laissai, il essaya le plomb et l'arsenic dans les fièvres intermittentes et m'assura dans
la suite qu'il avait obtenu de ces médicaments des résultats les plus satisfaisants dans des cas où le sulfate
de quinine, même à fortes doses, était resté sans
effet.

Dans l'espace de trois ou quatre ans, M. Delaroyère
m'a fait appeler quatre fois tant à Hondschoote que
dans ses environs : la première fois, pour une pauvre
jeune fille atteinte de *péritonite aiguë*, que nous ne pû-
mes sauver ; la deuxième, pour une *tumeur de l'o-
vaire* chez une dame de trente-huit ans, qui guérit
en six mois ; la troisième, pour un phthisique, un vrai
phthisique cette fois, qui se rétablit, incomplétement
il est vrai, mais qui vécut encore deux ans et mourut,
je crois, un peu de sa faute... je n'en puis dire davantage ; la quatrième, enfin, pour un phthisique tellement avancé que lorsque j'arrivai à la station de Ber-

gues, j'aperçus M. Delaroyère qui venait au-devant de moi et qui me dit :

« Mon cher confrère, je vous apporte vos honoraires, le malade est mort cette nuit. »

Dans cette circonstance, je reprochai, bien qu'en termes aimables, à mon confrère de Hondschoote la confiance *excessive* qu'il m'avait témoignée. Il est avéré, en effet, que si le malade eût vécu seulement jusqu'à l'instant de mon arrivée, il n'aurait pas manqué de se trouver quelques âmes charitables pour faire endosser à l'homœopathe de Paris la responsabilité de cette mort.

OBSERVATION VIII

NÉVRALGIE

Madame X., de Paris, âgée de vingt-six ans, d'une constitution délicate sans être précisément maladive, très-pâle, presque livide, frileuse, mangeant à peine, assez bien réglée pourtant, mais habituellement constipée, est en proie, depuis plus de trois mois, à d'atroces douleurs, irrégulièrement périodiques et dont le siége est la branche gauche du maxillaire inférieur. Ces douleurs ont un caractère parfaitement arrêté : ce sont des élancements précipités, excessivement aigus et que la malade compare à des décharges électriques.

Leur durée varie de quelques minutes à une demi-heure. Elles se reproduisent, à temps inégaux, six ou sept fois par jour et quelquefois beaucoup plus souvent, soit en mangeant, en buvant ou en parlant, soit dans le repos le plus complet, par conséquent sans cause apparente, mais presque invariablement le soir en se mettant au lit.

L'accès éclate toujours avec la promptitude de l'éclair, à tel point que, s'il surprend la malade pendant qu'elle parle, il lui coupe la parole, non-seulement au milieu d'une phrase mais au milieu d'un mot. Faible d'abord, il va *crescendo* « comme un point d'orgue » et diminue de la même façon. Dès la première atteinte, la malade porte vivement la main à sa bouche, rougit et pâlit subitement, laisse échapper des gémissements qui deviennent bientôt des sanglots et des cris déchirants, se roule sur sa chaise longue ou sur son lit, dans le plus indescriptible désespoir. Vingt fois, dit-elle, la tentation lui est venue de se délivrer d'un tel supplice en se précipitant de sa fenêtre : la religion seule l'a retenue. Plus d'une fois enfin, durant la nuit presque entière, les crises s'étaient si rapidement succédé qu'elles n'avaient plus sembler n'en former qu'une seule, comme cela a lieu dans l'*état de mal* des épileptiques.

Madame X., qui a de la fortune, a reçu, depuis le commencement de sa maladie, les soins assidus de deux médecins allopathes les plus en réputation, l'un professeur, l'autre agrégé libre de la Faculté. Des potions *calmantes* dans lesquelles entraient surtout l'opium et la belladone (bien que cette dernière se soit toujours montrée particulièrement nuisible), le fer réduit par l'hydrogène, le sulfate de quinine, l'électricité, les *révulsifs*, les vésicatoires volants, les vésicatoires pansés avec l'hydrochlorate de morphine, la codéine, etc., tels sont les agents thérapeutiques qui ont été mis en œuvre sans avoir produit un jour mais un seul jour d'amélioration. Enfin, dans une dernière consultation, il a été arrêté qu'on procéderait à l'extraction d'une ou de plusieurs dents, bien que la malade n'en eût pas une qui fût atteinte de carie ; puis, qu'en cas de nouvel insuccès, on aurait recours à l'hydrothérapie. Or, c'est sur ces entrefaites que madame X., qui peut-être redoute encore plus l'eau froide que l'extraction de ses dents, me fait appeler le 18 juin 1856.

Je la trouvai entre deux accès ; et rien alors, si ce n'est sa grande pâleur, ne pouvait faire supposer qu'elle fût aussi souffrante. Encore m'assura-t-elle que cette pâleur était indépendante de ses crises ; que depuis nombre d'années elle lui était habituelle ; ce qui ne l'empêchait pas de se bien porter et d'aller beaucoup dans le monde.

Madame X. a les dents blanches et saines. Cependant elles sont friables ; plusieurs molaires sont écornées ; je constate même que l'une d'elles, la troisième (mâchoire inférieure) du côté droit, c'est-à-dire du côté opposé à celui d'où s'irradie la douleur, est obliquement cassée de dedans en dehors de la couronne au bord alvéolaire. Cette dent s'est en quelque sorte délitée comme aurait pu le faire une dent d'émail, pendant la mastication d'aliments de consistance médiocre ; la cassure est nette et ne présente aucune trace de carie ; madame X. n'a jamais souffert de cette dent. Les gencives sont décolorées, mais je n'y constate ni gonflement ni érosion. Enfin, les glandes sous-maxillaires ne sont pas plus développées à gauche qu'à droite ; elles ont leur volume normal. Celle de gauche cependant paraît un peu sensible quaud on y touche, ce qui d'ailleurs peut être cause à la malade plus d'appréhension que de véritable douleur.

Il est donc bien clair pour moi que j'ai affaire à une névralgie franche et qui jusqu'à présent paraît limitée au tronc maxillaire de la cinquième paire. La friabilité des dents peut en être l'effet, mais n'en est certainement pas la cause. Il se peut, enfin, que ce symptôme résulte tout simplement d'une idiosyncrasie particulière, sans rapport d'aucune sorte avec la névralgie qui seule doit m'occuper.

Mais, indépendamment des symptômes physiques que je viens de décrire, madame X. présente encore

des symptômes moraux qui malheureusement m'é-
chappèrent à ma première visite, car ils eussent été
pour moi une indication déterminante.

Madame X... joint à un caractère constamment ai-
mable et bienveillant une incroyable mobilité d'humeur et qui semble moins procéder de ses facultés
cérébrales que de son tempérament. Elle passe, sans
transition, de la gaieté à la tristesse, et réciproquement. Mais comme il ne m'est pas possible de tenir
compte de cette particularité que j'ignore, je prescris,
en me basant uniquement sur le siége et le caractère
de la douleur: *Causticum*, 30me; une goutte pour 125
grammes d'eau distillée, à prendre par cuillerée à
bouche de trois heures en trois heures.

19 *juin*. — Pas de changement depuis hier, bien
que madame X., qui, pour sauver ses dents et s'éviter
les douches froides, se crampoune à l'homœopathie,
affirme que les crises ont été un peu moins douloureuses qu'elles ne l'étaient précédemment. Si sa famille,
sans être précisément hostile à la médication hahnemannienne est loin d'y croire encore, elle veut y
croire à tout prix, « Je suis pleine d'espoir, monsieur
le docteur, me dit-elle de la façon la plus gracieuse
et avec une sorte d'enjouement ; je suis sûre que vous
me guérirez. »

Mais à peine a-t-elle achevé sa phrase que survient
un accès. Alors, véritable coup de théâtre : c'est une

explosion de pleurs, de sanglots, de cris, de trépigne-
ments, un désespoir sans nom. Cela dure ainsi deux
ou trois minutes, puis l'accès passe, il est passé et
madame X, souriant à travers ses larmes, me parle
exactement comme elle le faisait auparavant. « Ne
vous moquez pas de moi, dit-elle, je n'ai plus la tête
à moi, quand la douleur me prend, mais n'est-ce pas
que vous me guérirez ? »

« Voilà ma femme ! monsieur le docteur, dit
monsieur X. qui assiste à ma visite, *c'est Jean qui
pleure et Jean qui rit,* et si cela peut contribuer à vous
suggérer un bon remède, j'en serai très-charmé pour
elle et pour moi. »

Eh ! monsieur, répliquai-je, cela pourrait bien être,
car cette circonstance a pour moi beaucoup plus d'importance que certainement vous ne le pensez. Puis
m'adressant à la malade : « Je serais fort surpris,
madame, si dès demain nous n'en avons pas fini avec
vos crises. » Et je fais la prescription suivante :

Ignatia amara, 12, 2 gouttes pour 150 grammes de
véhicule, une cuillerée de trois en trois heures.

20 *juin.* — A certains égards, l'événement a dépassé
mes espérances, c'est-à-dire que *pas une seule crise
n'a eu lieu depuis l'instant où a été prise la première dose
d'ignatia.* La journée du 19 et la nuit se sont admira-
blement passées. La malade a dormi pendant huit heures sans s'éveiller une seule fois, ce qui ne lui est pas

arrivé depuis le mois de mars. La satisfaction qu'elle
éprouve est extrême et lui inspire, à mon égard, de
touchantes paroles de gratitude. Cependant elle ne
se croit pas guérie et je crains qu'elle n'ait raison.
S'il n'y a pas eu de crises, il y a eu des velléités de
crises, quelque chose comme des accès avortés. La
douleur en un mot semble plutôt comprimée que con-
jurée; entre le mal et le remède il y a lutte (toutes les
personnes qui ont eu des névralgies connaissent cet
état-là); qui des deux l'emportera? Je n'oserais le pré-
dire. Je conseille néanmoins de continuer *ignatia*.

21 *juin*. — Médiocrement satisfait de l'état dans
lequel j'ai laissé hier ma malade, et redoutant un de
ces retours subits auxquels sont si sujettes les névralgies, qui, dans certains cas, semblent pour ainsi dire
se dérober à l'action du médicament en apparence le
mieux indiqué, ce n'est pas sans inquiétude que j'arrive
chez madame X. Mais heureusement, cette fois, mes
craintes étaient sans fondement, *ignatia* a décidément
réussi. Non-seulement il n'y a pas eu d'accès, mais
les vagues douleurs qui de temps en temps se repro-
duisaient encore hier ont aujourd'hui complétement
disparu. Je renouvelle donc ma prescription, en ré-
duisant à trois cuillerées par 24 heures l'administration du médicament.

24 *juin*. — Nulle apparence de névralgie. — Une
seule cuillerée de potion par jour.

30 *juin*. — Le médicament est suspendu depuis l'avant-veille; madame X. a pris un bain, s'est promenée au bois de Boulogne. En résumé elle est guérie.

Mes deux illustres confrères, qui, pendant trois mois, avaient en vain prodigué leurs soins à leur malade avant qu'elle devînt la mienne, ont-ils eu connaissance de ces faits? j'ai quelques raisons d'en douter. Mais enfin, s'ils les ont connus, je serais curieux de savoir ce qu'ils en ont pensé, ou, ce qui est peut être toute autre chose, ce qu'ils en ont dit: sans doute que la guérison avait eu lieu parce que son heure était venue, et qu'entre elle et l'intervention de l'homœopathie, il n'y avait eu qu'une coïncidence de hasard. A merveille! mais voici pourtant qui rendrait l'explication moins plausible:

Treize mois plus tard, c'est-à-dire le 21 juillet 1857, madame X. est prise, à Plombières, d'une névralgie en tout semblable à celle dont elle croit naïvement que je l'ai guérie en juin 1856. J'en suis informé par une dépêche télégraphique. J'envoie deux doses d'*ignatia* 12 dans du sucre de lait. Une seule dose suffit. La première cuillerée, prise en plei n accès, fait, *à l'instant même*, cesser la douleur, dont il n'est plus question le lendemain. Nouvelle guérison dont il faudrait donc glorifier le hasard! Le hasard est le dieu des sots.

OBSERVATION IX

GASTRALGIE

Madame X 35 ans, mère de deux enfants, bien réglée, fortement constituée, cheveux noirs, teint olivâ-
tre, caractère irascible, se plaint depuis plusieurs années d'une affection de l'estomac, qui va s'aggravant,
surtout depuis quelques mois, et à laquelle son médecin a, très-improprement selon moi, donné le nom de
gastrite. Rien, en effet, n'indique chez la malade l'existence d'une phlegmasie de l'estomac. Elle n'a pas de
fièvre et n'en a jamais eu. Le pouls est ordinairement à
65, et, dans les plus mauvais moments, c'est-à-dire au
plus fort des accès, ne donne pas plus de soixante-huit
à soixante-et-dix pulsations par minute. Il est, d'ailleurs, petit, ce qui tient peut-être au calibre de l'artère
radiale, car il n'est que médiocrement dépressible, et
parfaitement régulier. Il n'y a pas de céphalalgie, pas
de chaleur à la peau, pas de sueur. La paume des mains
n'est jamais brûlante, comme cela a lieu dans les véritables gastrites. Loin de là, les extrémités sont habituellement froides et le sont d'autant plus que les
symptômes gastriques se prononcent davantage. La
langue est large, humide et sans enduit. Cependant la
malade se plaint d'éprouver un sentiment de séche-

resse très-incommode dans la bouche et dans la gorge. Cette sensation existe même dans les instants où une surabondante sécrétion de salive, qui force à cracher fréquemment, porterait à faire supposer une sensation contraire. De là résulte un besoin presque incessant sinon de boire, car au fond la soif est très-modérée, mais de s'humecter la bouche avec un liquide frais. L'appétit est capricieux sans être jamais excessif. Cependant la malade n'éprouve que très-exceptionnellement de la répugnance pour les aliments. Elle mange volontiers et quelquefois même, dit-elle, mangerait beaucoup sans la crainte de souffrir ensuite. Elle n'a point, en matière d'aliments, de goûts prononcés; mais les viandes grillées et particulièrement les côtelettes de mouton sont ceux qu'elle digère le mieux. Le lait et les légumes de toute sorte, principalement les farineux, lui sont funestes; et cependant il lui arrivera de manger une énorme salade sans en ressentir le moindre malaise. Le vin même pur ne lui fait aucun mal. Le café noir (je reviendrai sur ce point) a paru quelquefois lui être salutaire; mais il n'en est pas toujours ainsi, bien qu'en réalité elle ne pense pas qu'il lui ait jamais été nuisible.

Voici maintenant les symptômes saillants et caractéristiques de la maladie.

La matinée est généralement bonne. Il y a même presque toujours de l'appétit au réveil et certains jours cet appétit devient rapidement une véritable faim, un impérieux besoin de manger. La plupart du temps, le repas du matin, si abondant qu'il soit, passe assez bien. Tout au plus la malade est-elle obligée de recourir à quelques tasses de thé si la digestion est par hasard difficile. Cela tient-il au mouvement, à la distraction forcée que donnent les affaires (madame X, une de nos couturières à la mode, a sous sa direction un nombreux personnel), je n'oserais me prononcer à cet égard. Tout ce que je puis dire, c'est que les mêmes aliments et en quantité semblable que la malade ne peut digérer le soir, elle les digère passablement dans la journée, et j'ai remarqué la même singularité chez bon nombre de gastralgiques.

C'est habituellement une demi-heure, trois quarts d'heure, une heure au plus, après dîner, c'est-à-dire vers les sept heures du soir, que, même après un repas très-léger, madame X commence à souffrir. L'épigastre se gonfle et devient douloureux. La moindre gêne, la moindre pression sur cette partie sont alors insupportables : il faut se délacer, se desserrer et à la fin quitter tous ses vêtements. Il y a d'abord des éructations, de simples renvois de gaz insipides et inodores, qui vont se rapprochant; puis surviennent des renvois aigres, des régurgitations brûlantes, quelquefois enfin, mais très-rarement et toujours après d'énormes efforts, des vomissements d'un liquide aigre, séreux, à peine teinté de bile et tout au plus mêlé de quelques parcelles de matières alimentaires. La malade se trouvant encore, dit-elle, plus mal couchée que levée, ne se jette sur son lit que pour se relever l'instant après, manége qu'elle recommence vingt fois dans une heure. Elle ne se couche définitivement que lorsque la crise touche à sa fin, c'est-à-dire vers minuit ou une heure du matin. Alors elle se calme peu à peu, après des accès de larmes, de désespoir, de colère, de suffocation, etc., qui auraient pu faire croire à une attaque d'hystérie. Mais elle ne dort d'un sommeil paisible et réparateur que de trois à huit heures du matin.

La digestion intestinale, malgré le trouble périodique des fonctions gastriques, paraît se faire sans grande douleur et presque d'une façon normale : il y a rarement des borborygmes et peu de gaz par en bas. Cependant les selles sont marronnées et difficiles. L'urine est presque toujours incolore : l'urine aqueuse des personnes névralgiques.

Lorsque je vis madame X pour la première fois, le 4 juillet 1852, c'était dans la soirée : elle était fort souffrante et je fus vraiment alarmé de son état. Je m'informai des traitements qui avaient été suivis et l'on me mit sous les yeux une liasse de prescriptions dont je lus seulement quelques-unes : une application de sangsues à l'épigastre ; un vésicatoire pansé avec l'hydrochlorate de morphine, également à l'épigastre; du sous-carbonate de fer; du sous-nitrate de bismuth; de l'eau de vichy; des pilules d'opium et de valériane; des bains à la fleur de tilleul; etc., etc. Rien de tout cela n'avait produit un instant de soulagement. J'étais le quatrième médecin que consultait cette malade. Je m'abstins de me prononcer, bien qu'on me pressât de le faire, sur les ordonnances de mes confrères et à mon tour je prescrivis : *Nux-vom.*, 12, 2 gouttes pour 150 grammes d'eau alcoolisée, trois cuillerées par jour.

7 *juillet.* — La noix vomique n'a pas réussi. Peut-être les symptômes de l'estomac ont-ils un peu diminué. La malade le croit sans en être certaine. Mais elle a la tête lourde, ce qu'elle n'avait pas auparavant; des vertiges, des élancements à la tempe droite; une vague douleur dans le bas ventre; des coliques sourdes, surtout dans la matinée; contre son habitude, elle a transpiré les deux nuits précédentes; elle se sent peut-être moins irascible, mais plus triste, plus découragée, plus abattue : tout l'ennuie. Enfin depuis deux jours son appétit du matin lui fait défaut; elle a dans la bouche un goût désagréable; tout ce qu'elle mange, dit-elle, « *sent le brûlé* »; pas de garde-robe depuis trois jours.

Il m'est difficile, en rapprochant tous ces symptômes, de ne pas y reconnaître les effets pathogénétiques de *nux vom.* J'ai donc bien sous les yeux (ce qui du reste

n'a rien de nouveau pour moi) une de ces aggravations médicamenteuses que contestent quelques
homœopathes. Si je n'en suis pas surpris, j'en suis
encore moins contrarié. Assurément je préférerais
être tombé juste et avoir à noter une amélioration;
mais enfin la sensibilité à l'action médicamenteuse
que je constate, m'est une garantie que le vrai médicament, si je le trouve et je ne doute guère que je ne
le trouve prochainement, produira des merveilles. En
conséquence, procédant à une nouvelle récapitulation
de tous les symptômes antérieurs à l'administration
de la noix vomique; considérant que le vin ne fait
pas de mal; que les viandes grillées ou rôties sont
mieux supportées que ne le sont les substances végétales; tenant compte enfin de cette circonstance qui
souvent, en cas pareil, a été pour moi une pierre de
touche que, *le café, loin d'irriter, s'est mainte fois montré salutaire,* je prescris sans hésiter: *Causticum*, 30,
une goutte pour une potion de 150 grammes, trois
cuillerées par jour.

12 *juillet.* — Amélioration énorme! Les aigreurs et
les spasmes ont presque entièrement cessé. Les dispositions morales sont changées du tout au tout; le
sommeil est excellent; garde-robes moulées mais seulement tous les deux jours: *même prescription.*

16 *juillet.* — Etat presque normal, à cela près de
quelques renvois qui, de loin en loin, se reproduisent

encore dans la soirée. La malade qui est méconnais-
sable et qui, dit-elle, ne se reconnaît pas elle-même, a
de la gaieté, de l'enjouement, et l'on assure qu'elle ne
se met plus que très-rarement en colère. Rien n'égale
son enthousiasme pour l'homœopathie: prescription
caust. 30me, une goutte pour cent quatre-vingts grammes de véhicule, deux cuillerées par jour.

22 *juillet.*—La malade se tient pour guérie et l'est
en effet. Plus d'apparence de spasmes ni de renvois;
selles normales et quotidiennes : *pas de prescrip-*
tion.

30 *juillet.* — Santé parfaite. Une ou deux fois seulement, après avoir mangé des légumes, madame X a
eu quelques aigreurs. Elle les a fait passer en prenant,
bien qu'elle fût à peine sortie de table depuis une
heure, une cuillerée de la dernière potion prescrite et
dont le tiers à peu près lui restait.

RÉFLEXIONS. — La noix vomique était un médicament mal indiqué ; voilà pourquoi elle a donné lieu à
une aggravation momentanée, dans laquelle il était
impossible de méconnaître plusieurs de ses symptômes
propres. Le *causticum* au contraire frappait juste: il
était le *vrai médicament, le médicament homœopathique;*
ses symptômes couvraient exactement ceux de la
maladie, aussi pas d'aggravation; amélioration instantanée et qui se soutient sans interruption. La malade

le prend en sortant de table, elle le prend ayant ses règles, ce que je n'appris que plus tard, et jamais il ne fait que du bien. Et à ce propos je ne crains point d'affirmer, parce que ma conviction à cet égard est assise sur l'expérience, que, lorsqu'on a la certitude de connaître dans une maladie quelconque le *vrai médi- cament*, celui-ci peut être administré indifféremment à toute heure du jour ou de la nuit, immédiatement avant comme immédiatement après le repas, durant l'époque menstruelle aussi bien qu'en tout autre temps : il ne troublera jamais aucune fonction.

OBSERVATION X

FIÈVRE INTERMITTENTE

Le 20 juillet 1860, j'étais consulté pour une jeune femme de Clichy-la-Garenne, atteinte depuis trois mois d'une fièvre intermittente. Madame D., femme d'un entrepreneur de pavage, que j'ai autrefois soigné pour je ne sais plus quelle maladie, dont il assure avoir été guéri très-vite, est âgée de 22 ans. Elle paraît d'une constitution délicate, quoiqu'elle affirme s'être toujours bien portée jusqu'à l'époque où elle ressentit les premières atteintes de l'affection dont elle souffre actuellement. Son visage, marqué de nom- breuses éphélides et d'une pâleur terreuse, exprime la tristesse et le découragement. L'œil est abattu; les lèvres sont décolorées; langue humide et non chargée (il est vrai que la malade a mangé depuis peu de temps); appétit à peu près nul; digestions lentes et pénibles; après chaque repas, la malade éprouve une pesanteur au creux de l'estomac et a des renvois ayant le goût des aliments; douleurs sourdes dans les hypochondres; le ventre est volumineux et rend presque partout un son mat à la percussion; le foie me paraît avoir son volume normal, mais toute la région hépatique est sensible à la pression; la région splénique l'est moins, bien que je croie reconnaître une hypertrophie de la rate; garde-robes quotidiennes, moulées, mais incomplètes, c'est-à-dire qu'après chaque selle, la malade croit avoir le besoin d'aller encore et ne peut y satisfaire; urines tantôt aqueuses, tantôt rouges, troubles à l'instant de l'émission et laissant déposer un sédiment blanchâtre; menstruation irrégulière depuis plusieurs années et complétement supprimée depuis quatre mois; il n'existe d'ailleurs aucun signe de grossesse; pas de flueurs blanches; la marche, surtout en montant, provoque des *battements de cœur* (palpitations?) et quelquefois de légers élancements au cœur. L'auscultation de cet organe ne révèle aucun bruit anormal; pouls faible, très-dépressible, à 105; peau sèche, hors le temps des accès.

12

Ainsi que nous l'avons dit, la maladie remonte déjà à plusieurs mois. Le premier accès a eu lieu le 16 avril, après sept ou huit jours d'inappétence et d'un vague malaise, pour lequel madame D. a été purgée deux fois.

Ce fut vers dix heures du matin que le *frisson* la prit le premier jour; *il était accompagné d'une soif assez vive* et dura près d'une heure, après quoi survint du mal de tête avec un grand accablement, une chaleur sèche, le pouls très-fréquent et enfin, mais seulement vers les cinq heures du soir, une sueur abondante qui dura presque toute la nuit. La malade avait pourtant fini par s'endormir, mais d'un mauvais sommeil pendant lequel elle n'avait cessé que vers le point du jour d'être obsédée de rêves effrayants. Toutefois, à huit heures du matin, à cela près d'un peu de fatigue, elle ne se trouvait pas trop mal, se leva, se livra à ses occupations, se reprochant d'être restée si tard au lit sans être plus malade et déjeuna comme d'habitude avec ni plus ni moins d'appétit que les jours précédents.

Mais à dix heures et demie, voilà le frisson qui recommence; il dure cette fois une heure entière et est suivi comme celui de la veille de chaleur sèche, puis de sueur.

Le troisième jour, mêmes symptômes, si ce n'est que le frisson est avancé d'une demi-heure. On ap-

pelle un médecin qui prescrit du sulfate de quinine
en pilule, j'ignore à quelle dose. Ce médicament fait
quelque bien ; les accès diminuent et cessent même
tout à fait pendant quatre à cinq jours. Mais, ce laps
de temps écoulé, nouvel accès dont on essaie de prévenir le retour avec une dose plus forte de sulfate de
quinine. En effet l'accès manque le lendemain, mais
revient le surlendemain, à onze heures, quoiqu'on
n'ait pas discontinué l'usage du médicament. Celui-ci
est alors donné sous une autre forme (en potion, avec
quelques gouttes d'acide sulfurique), et, pour le coup,
sans autre résultat que des coliques et une ou deux
selles diarrhéiques.

Le sulfate de quinine n'a donc fait que modifier le
type de la fièvrè, qui est devenue tierce de quotidienne
qu'elle était dans le principe. Un nouveau purgatif
(trente grammes de sulfate de soude) et la mise en
œuvre de plusieurs recettes populaires fatiguent la
malade en pure perte. La fièvre tient bon ; les accès
reviennent de deux jours l'un, avec quelques varia-
tions quant à l'heure du frisson, qui tantôt est avancé,
tantôt est retardé; une sorte de cachexie semble se
développer, et voilà dans quel état on m'amène cette
pauvre malade. Prescription : *Plumb. métal.*, 12. Une
goutte pour cent cinquante grammes d'eau distillée.
La malade devra prendre aujourd'hui, jour apyréti-
que, de deux heures à onze heures du soir, trois cuil-

lerées de sa potion; le lendemain, de grand matin, deux cuillerées en une seule dose; le surlendemain, trois cuillerées dans la journée; enfin, le quatrième jour, deux cuillerées encore en une seule dose, le plus longtemps possible avant l'heure présumée du frisson.

24 juillet. — Il n'y a eu, le 21 courant, jour où l'accès était attendu, qu'un léger malaise, *sans frisson*, dans l'après-midi. La journée du 22 a été excellente (appétit, selle naturelle, retour de la gaieté) ; celle du 23, un peu moins bonne, mais pourtant meilleure encore que ne l'a été celle du 21 ; enfin aujourd'hui, 24, madame D. se sent mieux qu'elle n'a été depuis six mois. Prescription : *Plumb. métal.*, 12. Une goutte pour cent quatre-vingts grammes, une cuillerée matin et soir.

30 juillet. — Les règles, *après quatre mois de retard*, ont reparu de la veille et coulent assez abondamment; *le ventre a diminué de moitié*; le visage est tout autre qu'il n'était. C'était assurément la guérison, et cependant, pour plus de sûreté, je fis continuer le plomb à la même dilution, mais à la dose d'une seule cuillerée par jour, pendant une semaine. Or, j'ai eu depuis bien des fois l'occasion de voir madame D. et plusieurs membres de sa famille qui me sont tous très-attachés et pour qui j'ai la plus grande estime. Jamais elle ne s'est ressentie de sa fièvre.

Réflexions. Je pourrais citer vingt observations ana-

logues à celle qu'on vient de lire. L'usage du plomb dynamisé dans bon nombre de fièvres intermittentes est donc une découverte d'une certaine importance. Celle des propriétés fébrifuges du quinquina a pris les proportions d'un événement historique. MM. Pelletier et Caventou ont acquis gloire et richesse avec le sulfate de quinine; mais le pauvre homœopathe doit passer inaperçu avec ses globules de plomb : ainsi va le monde.

OBSERVATION XI

FIÈVRE PERNICIEUSE

Bien que les observations que j'ai cru devoir rapporter ici à l'appui de la médication homœopathique soient en général classées, comme on a pu s'en apercevoir, d'après leur ordre de date, j'ai dû enfreindre cet ordre pour celle qu'on va lire, en raison de la concordance qu'elle présente avec la précédente.

C..., honnête et intelligent ouvrier, de longue date employé dans une fabrique, au Port-à-l'Anglais, où il est très-considéré, m'a bien des fois consulté depuis trois ans; d'abord pour une fièvre intermittente qui du jour au lendemain cède au plomb à la douzième dilution, et depuis pour une affection des bronches qui exigea l'emploi de plusieurs médicaments et dont il n'est peut-être encore qu'incomplétement rétabli, car C..., qui est âgé d'une trentaine d'années, qui est actif et laborieux autant qu'on peut l'être, a besoin de toute son énergie morale pour lutter contre sa mauvaise santé. Je crains qu'il n'abuse de ses forces. Mais combien d'hommes de sa classe en sont là !

Quoi qu'il en soit, il y avait un certain temps que je n'avais pas entendu parler de lui, lorsque le 20 août dernier (1864) sa femme vint m'apprendre, tout éplorée, qu'il était très-malade. « C'est une fièvre, me dit-elle, comme celle dont vous l'avez si vite guéri, il y a deux ans, mais bien autrement forte ! Avant-hier encore, il allait très-bien, ne toussait presque plus, mangeait de bon appétit, travaillait avec courage, lorsque vers les sept heures, en rentrant pour souper, il se sent mal à l'aise. Je voulais qu'il prît au moins sa soupe, mais il refuse, me disant qu'il a froid, qu'il a soif, et pas le moindre appétit. Il se couche donc et boit un verre d'eau rougie. Mais il ne l'a pas plus tôt bu qu'il est pris d'un frisson terrible. Je le couvre comme en hiver ; je l'entoure de bouteilles d'eau chaude, rien n'y fait; il grelotte ainsi pendant une heure et demie, après quoi il devient rouge, brûlant, se plaint de la tête, *bat la campagne* et sue à mouiller trois chemises en moins de deux heures. Je me disais que je viendrais à Paris pour vous consulter dès que le jour serait venu. Mais le jour venu, le voilà qui se

trouve bien, qui se lève comme d'habitude et qui va même à la fabrique. Cependant il se sent plus faible qu'il ne croyait l'être. Il ne peut pas travailler; ses jambes fléchissent sous lui; enfin il rentre à la maison sur les trois heures. Il essaie de manger; mais l'appétit ne va pas. Il prend deux cuillerées de potage et s'en tient là. Cinq heures arrivent : il a soif comme la veille et comme la veille boit un verre d'eau rougie, et aussitôt..., non, un quart d'heure après, un frisson, comme on n'en a jamais vu! Il a eu toutes les peines du monde à se coucher : le courage, qui ne lui manque pourtant jamais quand il faut travailler, le courage lui manquait. Quelle nuit nous avons passée! Il ne savait plus où il était, il déraisonnait... Enfin, monsieur, encore une nuit pareille, et je ne crois pas qu'il y résiste ! »

— Et ce matin ? demandai-je.

— Comme hier matin... un peu faible, voilà tout.

Ce récit, auquel j'ai prêté une attention extrême, me laisse tout perplexe. Voir le malade ne m'en apprendrait pas davantage ; cela n'est que trop clair : il s'agit ici d'une *fièvre intermittente pernicieuse*. A ce soir le troisième accès... qui peut être mortel ! Que prescrire ? Le sulfate de quinine à haute dose ? Si encore cette pauvre femme était venue hier au lieu de venir aujourd'hui ; j'aurais eu du moins le temps de me reconnaître. Je suis sûr que le plomb guérirait le malade... et je n'ose pas ! Et pourquoi ne pas oser ?

— Oh ! mon Dieu, monsieur le docteur, dit madame C..., qui sans doute s'aperçoit de mon hésitation, c'est, je vous assure, la même maladie qu'il y a deux ans, plus forte et voilà tout. C'est donc bien le même remède qu'il lui faut, mais plus fort aussi.

Cette simple réflexion me décide et au lieu d'écrire comme j'allais le faire : Sulfate de quinine, deux grammes, j'écris la formule suivante :

Plumb., 6, 10 gouttes ;

Aq. stil., cent quatre-vingts grammes.

« Une cuillerée toutes les trois heures d'ici à ce soir ; quatre cuillerées demain, et revenez après demain, » dis-je à la femme du malade.

Madame C... ne revint que le surlendemain, 23 août, ce qui, je ne le cache pas, me laissa fort inquiet. Le malade était guéri.

Ce fait est récent ; il n'a pu manquer de faire impression dans une petite localité comme le Port-à-l'Anglais. Bien que désigné par une simple initiale, le malade sera reconnu non-seulement par ses patrons, mais par tous les habitants de son voisinage. Trente ou quarante personnes pourraient donc, au besoin, attester la rigoureuse exactitude de mon récit. Et voilà la médication que l'ignorance et la mauvaise foi prétendent assimiler à la *médecine expectante !*

OBSERVATION XII.

ÉPILEPSIE.

Le 26 janvier 1858, je recevais, dans mon cabinet, un malade dont la physionomie sombre, sinistre, presque farouche, révélait, au premier coup d'œil, quelque profonde altération des fonctions cérébrales. Il était accompagné de sa femme, très-jeune encore, et de son beau-père.

Le malade qui, si l'on en juge par la musculature, paraît avoir une constitution robuste, est âgé de 32 ans. Il a les cheveux et la barbe noirs, le visage pâle, mais marbré çà et là, particulièrement aux pommettes, de taches ecchymosiques d'une teinte violacée. Sa démarche est incertaine, sa parole brève : il répond laconiquement et comme malgré lui aux questions qu'on lui adresse. Il porte à la face plusieurs cicatrices, notamment une au sourcil droit qu'elle coupe à angle aigu ; une autre assez ancienne et peu apparente, qui s'étend obliquement du milieu de la lèvre inférieure au côté droit du menton ; une troisième enfin, toute récente et presque encore saignante, qui traverse horizontalement le nez par le milieu. Une des dents incisives, est cassée un peu au-dessus de la gencive. Les yeux ont un aspect particulièrement étrange : les pupilles sont dilatées et semblent peu contractiles ; le regard est à la fois hagard et incertain : le regard d'un oiseau de nuit, réveillé en plein jour. La vue est en effet mauvaise ; une sorte de scintillement empêche le malade de distinguer nettement les objets. Mais ce qui me frappe le plus, c'est l'étonnante proéminence des globes oculaires qui paraissent à moitié sortis de leurs orbites, de telle sorte qu'on se demande si les paupières sont assez longues pour les recouvrir en entier.

Ce pauvre homme *tombe du haut mal* ; ce que j'aurais deviné sans peine avant qu'on me le dît.

Il n'y a eu dans sa famille ni fous ni épileptiques. Son père et sa mère vivent encore tous les deux et se sont toujours bien portés. Ce sont d'honnêtes cultivateurs, dont la vie est à jour pour leurs voisins, et qui passent l'un et l'autre pour être intelligents. Le malade lui-même se croit en mesure d'affirmer qu'il n'a jamais eu de convulsions dans son enfance et ajoute qu'il a toujours joui d'une santé parfaite, jusqu'à l'époque où, étant militaire, il contracta en Afrique, d'abord une dyssenterie, puis la fièvre intermittente pour laquelle il passa plusieurs mois à l'hôpital. Bien qu'il avoue avoir fait, à l'exemple de ses camarades, en Algérie, quelques *petits excès* d'eau-de-vie et d'absinthe, c'est à sa dyssenterie et à sa fièvre intermittente, ou plutôt aux *remèdes violents* qu'il aurait dû subir pour se débarrasser de ces maladies, qu'il n'hésite point à attribuer les accidents nerveux qu'il éprouve actuellement. Mais comme son opinion à cet égard n'est nullement motivée et ne repose que sur les plus vagues conjectures, je n'ai aucune raison pour l'adopter. Remarquons d'ailleurs que ces accidents n'auraient commencé à se manifester que plus d'un an après son retour en France.

Le malade est marié depuis vingt mois environ. Ce fut pendant la nuit, 10 ou 12 jours après celui de son mariage, qu'il eut sa première attaque: nuit terrible, je le suppose, pour sa pauvre jeune femme.

Mais, en réalité, cette attaque a-t-elle bien été la première, comme il l'affirme de bonne foi ? Assurément il me serait impossible de soutenir le contraire, et cependant il se pourrait qu'il en fût tout autrement. Personne n'ignore en effet que les épileptiques n'ont pas conscience de leurs accès et que, par cela même, ils n'ont aucune raison pour en garder le souvenir. Les traces que ces accès laissent immédiatement après eux, traces significatives pour le médecin expérimenté, sont d'autant plus dépourvues de sens pour le malade lui-même que l'état d'hébétude plus ou moins prolongé dans lequel il se trouve ne lui permet guère d'en rechercher la cause. Il s'ensuit qu'un épileptique, couchant seul dans sa chambre et qui n'aurait d'accès

que la nuit, pourrait en avoir pendant des années sans
se douter qu'il en a eu un seul.

Quoi qu'il en soit, cette première crise nocturne fut
bientôt suivie d'autres en tout semblables qui, d'a-
bord, n'ayant lieu qu'à plusieurs semaines d'intervalle, allèrent en se rapprochant, au point de se
reproduire non-seulement plusieurs fois dans une
même semaine, mais encore (dans certaines conditions atmosphériques) plusieurs fois dans une même
journée. Un peu variables quant à leur intensité, quant
à leur durée et surtout peut-être quant à la durée de
l'état de *carus* qui leur succédait, ces crises, ainsi
que je l'ai dit, se ressemblaient entre elles et, bien que
je n'aie pas eu l'occasion d'en être témoin, la description suivante que m'en font le beau-père et la femme
du malade ne me permet pas de me méprendre un
seul instant sur leur nature.

« Le malade éprouve d'abord, quelquefois mais
non toujours, une sorte de *frémissement*, quelque chose
comme un frisson au creux de l'estomac; puis il pâlit,
pousse un grand cri, se raidit et tombe comme une
masse, presque toujours en avant. Dès qu'il est tombé
il est sans connaissance; il ne respire plus; il est
comme mort. Puis ses muscles se durcissent; il serre
ses pouces avec ses doigts; son bras gauche se tord
derrière son dos; son cou se gonfle; de pâle qu'il
était, son visage devient rouge, violet, *comme s'il était*

étranglé; il a la langue hors de la bouche et les yeux *lui sortent de la tête.* Tout cela ne dure qu'un instant et les convulsions commencent. Alors il respire précipitamment, *il râle,* a des soubresauts, se coupe la langue avec ses dents, rend par la bouche une grande quantité de *mousse* mêlée de sang, laisse aller ses urines; enfin il pousse un grand soupir et reste pendant une demi-heure, trois quarts d'heure, une heure, sans parler, sans comprendre ce qu'on lui dit, abruti comme un homme ivre-mort. [1] »

Ce malheureux malade a plusieurs fois été pris de ses accès hors de chez lui et même loin de sa demeure. Plusieurs fois on l'a rapporté tout saignant des blessures qu'il s'était faites en tombant et n'ayant encore que très-incomplétement recouvré sa connaissance.

Indépendamment de ses grandes attaques, il éprouve de temps en temps ce que sa femme et son beau-père appellent ses *fausses crises.* Ce sont de petits accès de vertige, durant au plus quelques secondes et pendant lesquels il rend, coup sur coup et sans autre

---

1. Cette description, comme on doit le penser, ne m'était pas faite en présence du malade; j'avais eu soin de le reléguer un instant dans ma bibliothèque où, je l'avoue, j'avais grand'peur qu'il ne fût pris d'une attaque, tant, en l'examinant, il m'avait paru sur le point d'en avoir une.

accident, deux ou trois grosses gorgées de salive écumeuse.

Ce qui semble surtout faire le désespoir de sa jeune femme, qui jusqu'ici a montré la plus touchante résignation, c'est que, à mesure que ses crises ont augmenté de fréquence, son caractère, autrefois ouvert et doux, a subi une déplorable transformation. Il est maintenant taciturne et irascible au dernier point. La moindre contrariété le met dans des colères folles et que la présence de personnes étrangères ne contient pas toujours. Circonstance digne de remarque : il ne paraît pas que ces colères aient jamais donné lieu à des crises.

Deux fois il a essayé de se suicider, une fois entre autres en se coupant la gorge avec un couteau de table. Il porte, en effet, au côté gauche du cou, la cicatrice d'une blessure linéaire et qui a dû intéresser assez profondément le muscle sterno – cleido-mastoïdien. Enfin, il s'est vu dans la nécessité de se défaire, il y a quelques mois, d'un fonds de commerce assez considérable qu'il avait acheté en se mariant et qu'il ne se sentait plus en état d'exploiter.

Après avoir recueilli les détails qui précèdent, j'interroge avec soin le malade et je complète ainsi, par les symptômes suivants, la liste de ceux que j'ai déjà notés :

La tête est constamment lourde et embarrassée; il

y a toutes les nuits des rêves plus ou moins désagréa-
bles et quelquefois de la somniloquie, très-rarement
des palpitations ; le pouls est irrégulier, *nerveux* mais
peu fréquent (65 à 67); habituellement, absence de
sueur, si ce n'est au front, à la racine des cheveux ;
fonctions digestives à l'état normal, langue nette,
ni diarrhée ni constipation; une garde-robe par
vingt-quatre heures; urine aqueuse le plus souvent; sentiment de courbature générale, ce que la
contraction musculaire pendant les crises explique
suffisamment.

En résumé, je constate ici à peu près tout ce que j'ai
déjà observé chez beaucoup d'autres épileptiques. Ce
qui pourtant distingue ce malade de la plupart de ceux
que j'ai eu à traiter, c'est la fréquence des crises et, eu
égard à cette fréquence, le peu d'hébétude qu'elles ont
produit jusqu'à présent, car, en définitive, les idées
sont nettes. Le malade affirme d'ailleurs qu'il n'a
jamais eu ni affection vermineuse, ni maladie vénérienne autre qu'un écoulement qui n'aurait pas duré
plus de trois semaines et aurait cédé, en quelques
jours, à deux ou trois doses de cubèbe.

Il s'agit donc ici, selon toute vraisemblance, d'une
épilepsie idiopathique, ni congéniale ni héréditaire, et
dont la cause occasionnelle ne m'échappe pas moins
que la cause prédisposante. Une pareille maladie est-
elle guérissable? peut-être; mais on conçoit que je

me garderais bien d'en répondre. Par cela même que je n'en aperçois point la cause, je suis assez enclin à l'attribuer à quelqu'une de ces altérations organiques contre lesquelles toute médication est fatalement impuissante. L'existence d'un kyste ou d'un tubercule dans le cerveau, par exemple, une exostose à la base du crâne, un épaississement progressif de la dure-mère, etc., sont autant d'hypothèses évidemment admissibles, bien que, heureusement, il se puisse qu'aucune d'elles ne soit fondée. Au surplus, c'est là un point que le succès ou l'insuccès de la médication tardera peu à éclaircir.

En conséquence, tout en prenant sagement mes réserves et sans m'engager en rien quant à l'issue de la maladie, je recommande un régime austère, l'abstention rigoureuse de toute boisson fermentée, le repos du corps et de l'esprit, et je prescris pour médicament : *Agaricus muscarius*, 3me, quatre gouttes pour cent quatre-vingts grammes d'eau distillée, deux cuillerées par jour.

Le 5 mars. — La femme et le beau-père du malade viennent me rendre compte de son état. Il a eu, presque chaque jour, un ou deux petits accès de vertige; mais pas de grande crise. Il est moins irritable. — Prescription : *Agaric muscar*, 6mb, deux gouttes pour cent quatre-vingts grammes de véhicule, deux cuillerées par jour.

14 *mars*. — Deux ou trois vertiges en tout dans la semaine. Le malade se plaint encore d'avoir la tête embarrassée et un peu de confusion dans les idées en s'éveillant. Mais il rêve beaucoup moins, et ne parle plus en dormant. Il est d'ailleurs incomparablement plus calme. — Prescription : *Lachésis* 12, deux gouttes pour une potion de cent quatre-vingts grammes, à prendre comme les précédentes.

25 *mars*. — Le malade vient me voir lui-même et sans être accompagné. Je suis étonné du changement qui s'est opéré dans toute sa personne. Les ecchymoses du visage ont entièrement disparu; il est moins pâle qu'il ne l'était; sa démarche est assurée et sa voix naturelle. Enfin, les globes oculaires sont beaucoup moins saillants. Voilà plus de quatre semaines qu'il n'a pas eu d'attaque et qui plus est, depuis plus de dix jours, il n'a pas eu de vertiges. Cette espèce de scintillement qui lui trouble la vue, voilà tout ce qui lui reste. Il cause exactement comme le ferait un homme bien portant. Telle est sa confiance dans l'avenir qu'il en est à regretter d'avoir vendu son fonds de commerce. Prescription : *Bellad.* 12, une goutte pour cent quatre-vingts grammes, deux cuillerées par jour.

10 *avril*. Le malade vient cette fois accompagné de sa femme. Tous deux ont l'air fort satisfait. Pas de crises, pas de vertiges. Les yeux se remettent en place d'une façon surprenante. Voilà la première fois que

je constate ce bizarre phénomène. Le *scintillement* est un peu moins fort, mais il existe encore. Je prie le malade d'essayer de m'en faire une description précise et il me dit : « J'ai sans cesse devant les yeux ou pour mieux dire devant chaque œil comme une auréole bigarrée et éclatante formée de lignes en zigzag, concentriques, de diverses couleurs très-vives et jouant rapidement les unes sur les autres. » — « Très-bien ! lui dis-je, je vous comprends ; car je connais cette sensation pour l'avoir éprouvée en expérimentant sur moi-même le médicament qui la donne et qui par conséquent doit la faire cesser, » et, sans me demander si de leur côté mes deux auditeurs comprennent le moins du monde la dernière phrase qu'ils viennent d'entendre, je fais la prescription suivante : *Ferrum magneticum*, 12, une goutte pour cent cinquante grammes d'eau, une cuillerée matin et soir.

25 avril. — Le *scintillement* a disparu dès la troisième cuillerée de la dernière potion, et ne s'est pas renouvelé depuis. Le malade, un peu prématurément me semble-t-il, se tient pour guéri et me remercie de mes soins. L'événement lui a donné raison, il était guéri.

Je l'ai revu depuis et le revois encore de temps en temps. Or, depuis le 26 février 1858, jusqu'à présent, il ne s'est ressenti en aucune façon de sa terrible maladie. Employé dans une grande administration, il s'y est acquis l'estime de ses supérieurs et s'y est fait une position convenable. Je suis le médecin de toute sa famille ou pour mieux dire de la famille de sa femme, puisque ses parents n'habitent point Paris. Mais lui-même a un enfant, un petit garçon de cinq ans, qui lui ressemble et qui paraît avoir sa constitution. Eh bien! je dois le dire, cet enfant est très-sujet aux convulsions; l'hérédité commencerait-elle à lui?

RÉFLEXIONS. — Depuis dix-sept à dix-huit ans que je pratique l'homœopathie j'ai soigné un assez grand nombre d'épileptiques, les uns atteints du *grand mal*, les autres d'*épilepsie partielle*. Or, chez trois seulement, la maladie a immédiatement ou presque immédiatement, comme cela a eu lieu dans le cas que je viens de rapporter, cédé à la médication infinitésimale et ne s'est jamais reproduite. Il est vrai que je ne fais pas entrer en ligne de compte de nombreux cas de *vertige épileptique*, sorte d'accident qu'on guérit presque toujours, bien qu'ils ne soient le plus souvent que les signes précurseurs de la *grande attaque*, que de cette manière on prévient. Enfin, je ne compte pas davantage plusieurs cas de *crises épileptiformes*, symptomatiques d'affections vermineuses et dans la thérapie desquelles j'ai presque toujours vu l'*étain* jouer le rôle capital [1]. Mais, toute défalcation faite, il ne m'en reste pas moins démontré que l'*épilepsie*, et aussi bien l'*épilepsie partielle* que le véritable *mal comitial* ou le *grand mal*, ne sont que trop souvent des maladies incurables.

[1] En 1856 je fus appelé, près de Paris, pour une dame sujette depuis près d'une année à des accidents épileptiformes qui, s'étant manifestés d'abord à d'assez longs intervalles, revenaient maintenant deux ou trois fois la semaine. Je ne tardai point à me convaincre en interrogeant la malade que ces accidents étaient symptomatiques d'une affection vermineuse. Cette dame avait dans le rectum des oxyures qui lui causaient un prurit insupportable. J'étais sur le point de lui prescrire *sulfur* lorsque, me ravisant, je lui demandai si elle avait l'habitude de prendre du *café à la crème*? — Depuis trente ans, me répondit-elle (elle en avait trente-trois). — Eh bien! madame, lui dis-je, veuillez le cesser, attendu que son action neutraliserait celle du médicament que j'ai l'intention de vous administrer. Je dirai plus, ajoutai-je, il me serait très-agréable de ne vous faire commencer ce médicament que huit ou dix jours après que vous auriez entièrement cessé l'usage du café. Ce délai contraria d'abord la malade, mais enfin elle consentit à tout et la nouvelle visite que je devais lui faire fut fixée à huitaine. Or quand je revins, les oxyures avaient disparu, et il n'y avait plus eu un seul accès. Tout naturellement je refusai de faire aucune prescription, malgré les instances de la malade. Je la revis six semaines plus tard : les accidents n'avaient point reparu. Cette dame était guérie, et la suppression d'un *aliment*, auquel elle était accoutumée depuis trente ans, avait suffi pour amener cette guérison. Assurément le café à la crème n'a dû que bien rarement déterminer des accidents aussi graves que des crises épileptiformes, mais il a d'autres inconvénients et je conseille aux personnes nerveuses et délicates, aux femmes leucorrhéiques surtout, de s'en défier.

OBSERVATION XIII

HYDROCÉPHALE AIGUE

Le 16 juillet 1860, j'étais appelé rue de la Faisanderie, au bois de Boulogne, pour une petite fille atteinte d'une affection cérébrale d'une telle gravité que les médecins dont elle recevait les soins avaient déclaré l'avant-veille à sa famille qu'il ne restait aucun espoir de la sauver. Ces médecins étaient d'abord un honorable confrère de Neuilly, dont le nom ne me revient pas, puis M. le docteur Blache qui avait été demandé en consultation et qui avait vu l'enfant deux fois. Si le hasard fait que ces pages tombent sous les yeux de M. Blache, nul doute pour moi qu'il ne se souvienne du fait dont il s'agit ; car je ne pense pas que, dans le cours de sa brillante carrière, il ait eu souvent l'occasion d'observer des *méningites* plus *accentuées*. J'ajoute, sans craindre un désaveu de sa part, qu'il n'a dû voir que bien rarement, s'il en a vu jamais, un enfant aussi malade que l'était la petite fille dont je parle, recouvrer la santé.

Comme on ne m'avait point dissimulé le fâcheux pronostic exprimé sans réserve par mes confrères, on conçoit que je me sentais fort peu disposé à les remplacer auprès de la petite malade. Mais il se trouva qu'un des amis de la famille de celle-ci était un de

mes plus anciens clients qui, en sauvegardant de toutes les façons ma responsabilité, mit beaucoup d'insistance à ce que je visse l'enfant; ce que je fis enfin,
mais malgré moi, je l'avoue.

Cette petite fille est âgée de onze mois. Sa mère, qui
a une trentaine d'années, paraît jouir d'une bonne
santé et n'est point couperosée. Je mentionne cette
particularité, parce que j'ai si souvent constaté l'existence de la couperose chez des femmes dont les enfants étaient atteints de méningite, qu'il m'est impossible de ne pas admettre une certaine corrélation
entre les deux faits. Le père est doué d'une constitution herculéenne et ne se souvient point d'avoir jamais été malade. Mais il est fort âgé; bien qu'il montre
à peine soixante ans, il n'en a pas moins de soixante-
quatorze. Existe-t-il quelque rapport de causalité
entre son grand âge et la maladie de son enfant? C'est
douteux. Néanmoins, l'étiologie de la méningite est,
la plupart du temps, si difficile à établir, que j'ai cru
devoir tenir compte ici de ce document.

La petite fille ressemble d'ailleurs à son père d'une
façon surprenante. Elle a comme lui les yeux d'un
bleu très-clair (la mère est brune), le front haut, la
peau blanche, les cheveux couleur de soie écrue, la
bouche très-grande. Comme lui encore, elle porte un
petit signe brun au côté gauche du col. Enfin, il est
très-grand mangeur et la petite fille aussi, avant de

tomber malade, étonnait ses parents par son excessif appétit.

C'était une enfant robuste et précoce, aussi bien, dit-on, sous le rapport de l'intelligence que du physique. Malheureusement, il ne reste de tout cela qu'un souvenir : cinq semaines de maladie en ont fait un petit spectre.

Non, jamais je n'ai vu enfant dans un état plus déplorable : ce qui me confond, c'est qu'elle vive encore. Elle est couchée dans son berceau, tellement émaciée que bien certainement dans tout son corps il n'existe pas une demi-livre de chair : les muscles sont littéralement réduits à leurs tendons. Un faible gémissement, des convulsions presque incessantes et un petit mouvement oscillatoire de la tête d'un côté à l'autre , mouvement automatique , attestent seuls qu'elle n'est pas morte. L'œil droit est immobile, fortement convulsé en dehors, l'autre est à chaque instant agité d'un mouvement rotatoire. Le bras gauche et le membre abdominal du même côté sont dans un état permanent d'extension forcée : on ne peut les fléchir. Le bras et la jambe du côté opposé éprouvent seuls des convulsions cloniques. Il ne se passe jamais plus d'une demi-heure sans que ces convulsions aient lieu : elles concordent avec celles de l'œil gauche. Du haut du front au sinciput, on aperçoit une *tumeur oblongue, du volume d'un œuf de poule* ; c'est, à n'en pas douter, une hernie des méninges à travers la fontanelle antérieure. Cette tumeur est molle et fluctuante. Pour peu qu'on y touche, on provoque instantanément les convulsions. Celles-ci sont telles, si on appuie un peu, que le bras tétanisé lui-même se soulève, mais tout d'une pièce et sans aucun mouvement de flexion, puis retombe lorsqu'on retire la main.

Dans l'intervalle des crises, l'enfant boit encore, mieux que je ne l'aurais pensé. On ne l'a pas sevrée, mais elle a refusé le sein depuis le commencement de sa maladie. Depuis trois semaines on la soutient en lui faisant boire à la cuillerée un peu d'eau sucrée teintée de lait. Elle a vomi, mais ne vomit plus que rarement et, dans ce cas, rejette seulement l'eau laiteuse qu'elle a prise. Le ventre est fortement déprimé, et ses parois sont tellement amincies qu'on peut aisément à travers toucher la colonne vertébrale et percevoir les pulsations de l'aorte. Les garde-robes se réduisent à l'émission d'un peu de sérosité roussâtre et quelquefois même incolore. La petite malade urine-t-elle ? Sa mère elle-même n'en est pas sûre ; mais il est probable que oui et que l'urine se confond avec la sérosité rendue par le rectum.

Tous ces détails constatés, je ne songe même pas à m'informer du traitement qui a été suivi. Ce serait de ma part pure curiosité et sans le moindre intérêt.

— Je partage entièrement, dis-je à la mère, l'opinion de M. le docteur Blache : le cas est désespéré pour moi comme pour lui; c'est un malheur sans remède. Il serait donc inutile que je revisse votre pauvre enfant. Cependant je veux bien lui faire une prescription. Et si, par impossible, demain ou après demain un changement favorable avait lieu, faites-le-moi savoir et je m'empresserai de revenir.

Cela dit, j'écris, beaucoup moins pour l'acquit de ma conscience que par pure condescendance, la formule suivante :

Belladone, 12, une goutte ;

Aq. stil., 125 grammes.

Une cuillerée à café d'heure en heure.

Mais à peine suis-je dans la rue, que je m'en veux d'avoir formulé quoi que ce soit. « J'ai eu tort, pensai-je; cette potion, ça n'est pas douteux, ne produira aucun effet. L'enfant mourra demain, cette nuit peut-être, et l'on ne manquera pas de dire qu'il est mort entre les mains d'un homœopathe.... Après tout, on sait déjà que les allopathes l'ont abandonné ; on dira donc ce que l'on voudra... à la garde de Dieu. »

17 *juillet*. — Pas de nouvelle. ce qui ne me surprend pas. Mais le 18, une tante de la petite malade vient m'annoncer qu'on remarque une amélioration sensible, que les convulsions sont moins fortes et surtout moins fréquentes? enfin, ce qui étonne le plus, que *la tumeur de la tête a complétement disparu*. et qu'on

me supplie de revenir dans la journée. Je me rends en toute hâte à cette invitation et je constate, en effet, que les choses sont telles qu'on me les a rapportées. En présence de cette modification inespérée, je me demande quelle cause, en dehors de l'action médicamenteuse, aurait pu la produire, et je n'en trouve aucune. Je n'ignore pas quelle influence l'état de l'atmosphère est susceptible d'exercer sur la marche des méningites; mais aucun changement de température ne s'est produit depuis le 16 juillet. Loin de là, le temps, qui est orageux depuis la seconde semaine du mois, l'est plus que jamais depuis deux jours. L'amélioration incontestable que j'observe est donc bien l'effet de la belladone.

Au surplus, à cela près d'une résorption notable de l'épanchement méningien et, par suite, de la diminution des convulsions cloniques, rien ne me paraît changé dans l'état de l'enfant. Le strabisme permanent de l'œil droit, aussi bien que la convulsion tonique du bras et de la jambe gauche, ne sont pas moins prononcés qu'ils ne l'étaient l'avant-veille. Existe-t-il un épanchement dans le ventricule droit? Cela n'est guère douteux. La méningite est-elle ici compliquée d'encéphalite? Quelque travail de ramollissement, soit dans les couches optiques, soit dans quelque autre point de la base du cerveau, est-il en voie de s'accomplir? C'est pour le moins à craindre. Dans ce cas, le

mieux ne serait qu'apparent et ne se maintiendrait
pas. Je crois de mon devoir d'exprimer à cet égard
mes appréhensions avec une entière sincérité, car je
ne veux pas qu'on puisse un jour m'accuser d'avoir
encouragé, par ignorance, des espérances sans fondement. Toutefois, je prescris de nouveau la belladone,
à la même dilution, une cuillerée à café de deux en
deux heures.

20 juillet. Peu de changement appréciable, si ce
n'est une nouvelle diminution dans la fréquence et
l'intensité des convulsions cloniques. L'enfant paraît
dormir de temps en temps d'un sommeil assez calme
et a uriné plusieurs fois. Dans les premiers temps de
sa maladie, et même plusieurs jours avant qu'on
la crût malade, elle ne manquait jamais de pousser,
en s'éveillant, un cri aigu, ce *cri de la méningite* que
plusieurs auteurs, sinon même tous, mentionnent
parmi les symptômes caractéristiques de cette maladie. Depuis plusieurs semaines, il n'en est plus ainsi;
mais il est vrai de dire que l'enfant n'a plus la force
de crier. Je recommande d'augmenter un peu la proportion du lait dans l'eau sucrée qu'on lui fait boire,
et je renouvelle, sans y rien changer, ma prescription
de l'avant-veille.

24 juillet. — Peu de changement, bien que la mère
assure que l'amélioration a fait de nouveaux progrès.
Elle a le pressentiment que son enfant ne mourra

pas, et l'exprime avec une confiance contre laquelle je m'efforce doucement de la prémunir. Même régime, même prescription.

26 juillet. — Il y a dans l'ensemble des symptômes une amélioration dont, au premier coup d'œil, il est difficile de se rendre compte; mais l'aspect général est évidemment meilleur. Il y a plus de force ou, si l'on veut, moins de faiblesse. Le gémissement presque continuel que fait entendre l'enfant lorsqu'elle n'est point endormie a pris du timbre et de l'ampleur, et devient, de temps en temps, un véritable cri. Elle boit, avec une certaine avidité, l'eau coupée de lait qu'on lui met dans la bouche et elle digère ce mélange. Il n'y a pas de vomissements, mais de temps à autre des régurgitations de lait caillé, comme en ont tous les enfants qu'on allaite; le ventre est moins déprimé. Elle a des garde-robes complétement liquides encore, mais noirâtres, fétides et mêlées de caillots laiteux, indigérés. Les convulsions cloniques deviennent rares : pour la première fois, il n'y en a pas en ma présence. Le strabisme, bien qu'il existe encore, me paraît moindre cependant, et l'on m'assure qu'il n'est plus constant. Le bras et le membre abdominal gauche sont dans le même état de roideur et d'extension. Je remarque néanmoins, avec une grande satisfaction, que cette roideur est beaucoup moins prononcée dans le bras qu'elle ne l'était il y a quelques jours. Si je ne

puis encore fléchir la jambe sur la cuisse, je fléchis
aisément, ce que je n'ai pu faire jusqu'à présent,
l'avant-bras sur le bras et je n'éprouve presque aucune résistance à étendre les doigts, contractés sur le
pouce. Inutile d'ajouter que l'intelligence semble jusqu'ici entièrement abolie et que le mouvement automatique de la tête dont j'ai parlé continue comme
précédemment.

— Madame, dis-je à la mère, je commence à partager un peu votre espérance ; mais ce qu'il nous faut
maintenant et à tout prix, c'est une nourrice.

Madame *** me répond qu'elle en a sous la main
une excellente et toute dévouée.

— Alors, dis-je, il faut qu'à partir d'aujourd'hui
même elle donne le sein à votre enfant deux ou trois
fois par jour seulement, pour commencer... et nous
verrons ensuite.

Pour ce qui est de la médication, je me demande s'il
ne serait pas opportun d'insister encore sur la *belladone*,
mais, toute réflexion faite, et me réservant de revenir
à *bellad.*, s'il y a lieu, je prescris *calcar. carb.* 18, une
goutte pour cent vingt-cinq grammes, quatre à cinq
cuillerées à café par vingt-quatre heures.

28 *juillet*. — L'enfant tette parfaitement. L'œil droit
s'est remis en place ; très-rares convulsions ; le bras
gauche se fléchit de lui-même ; la jambe seule conserve de la roideur. Les garde-robes, *un peu* plus con-

sistantes, n'ont au reste pas changé de nature. Toujours même mouvement de la tête ; aucun signe d'intelligence. Prescription : *Calcar. carbon.*, 12, une goutte pour cent grammes, à prendre comme précédemment.

30 *juillet*.—L'enfant reprend de la vie. Pas d'autre changement notable qu'une *éruption rouge* (taches planes et de formes irrégulières) à l'occiput, à la nuque et sur les côtés du col. Est-ce un signe favorable? est-ce un effet de *calcarea ?* Dans le doute et en tout état de cause, je fais continuer ce médicament pendant quatre à cinq jours.

4 *août*.—Tout est péripétie dans une maladie de cette gravité. L'enfant (qui a huit dents) a mordu sa nourrice. La plaie s'*est envenimée*. Deux petits abcès se forment à l'entour. Ce contre-temps est fâcheux ; car la suppression du sein pourrait tout compromettre. Cependant je fais pratiquer sur le sein malade de fréquentes lotions avec de l'eau tiède coupée par moitié de teinture mère d'arnica. Heureusement cela réussit ; le lendemain 5 août la nourrice n'a pas de fièvre ; le sein malade est douloureux ; mais elle donnera à tetter de l'autre. Tout est donc pour le mieux. Quant à l'état de l'enfant, il est aussi satisfaisant que possible. Les garde-robes sont plus consistantes, moins noires et moins fétides. L'éruption de la nuque se prononce de plus en plus. Les taches sont confluentes et, dans une étendue de sept à huit centimètres en tous sens, elle n'en forment qu'une seule d'un rouge vif et légèrement suintante. Persistance du mouvement machinal de la tête et de la roideur de la jambe. Prescription : *Sacchar. lact.* pendant trois jours.

8 *août.* — L'éruption est dans le même état. Les forces reviennent à vue d'œil. Quelques petites convulsions limitées aux yeux. Pas d'autres changements notables. *Bellad.* 18, 2 gouttes pour cent vingt-cinq grammes; trois cuillerées à café par jour.

15 *août.* — Les convulsions ont cessé. Le strabisme ne se reproduit plus que de loin en loin ; le bras gauche est à peu près libre ; la sensibilité paraît y exister au même degré que dans le bras droit ; la jambe gauche est moins roide, mais elle l'est encore ; l'éruption de la nuque a sensiblement 'pâli ; le mouvement de la tête n'a plus lieu que par instant ; l'enfant tette avidement et continue à reprendre de la chair, de telle sorte que l'aspect général est changé du tout au tout. Je suis maintenant à peu près sûr de la guérison. Mais l'intelligence reviendra-t-elle? Question alarmante que me pose la pauvre mère et que je n'ose résoudre. Ce qu'il y a de positif, c'est que, sous ce rapport, il ne semble pas que jusqu'à présent nous ayons rien gagné. Or, si cette petite fille devait rester idiote, autant vaudrait assurément ne lui avoir pas sauvé la vie. Heureusement, il s'en faut bien qu'à cet égard tout espoir soit

perdu. Les garde-robes, au lieu de noires qu'elles étaient, sont à présent verdâtres : le foie a donc repris ses fonctions. Néanmoins, comme il y a des gaz, et probablement des tranchées, je prescris : *Chamom. vulg.* 12, deux gouttes pour cent grammes, quatre cuillerées à café par vingt-quatre heures.

20 *août.* — Nouveau progrès dans l'ensemble. Les garde-robes sont meilleures et se rapprochent de plus en plus de l'état normal ; la jambe gauche se détend ; le mouvement de la tête n'a plus lieu que de loin en loin ; la mère et la nourrice affirment que souvent il s'arrête quand elles parlent à l'enfant. Est-ce une illusion ? L'expérience ne réussit pas en ma présence. Quoi qu'il en soit... espérons.

Comme le ciel est pur et l'air tiède, je conseille de descendre l'enfant au jardin et de la laisser là, dans son berceau, à l'ombre d'un bosquet, pendant trois ou quatre heures au moins chaque jour, c'est-à-dire de onze heures à trois. L'air pur et surtout l'air d'un bois est, comme on le sait, un puissant modificateur : je n'en veux pas d'autre quant à présent et je ne fais en conséquence aucune prescription.

1er *septembre.* —Le grand air a fait merveille. Un changement considérable s'est opéré depuis huit jours. Plus de strabisme, plus de mouvement de tête ; appétit tel que le sein ne suffit plus et qu'on y joint de la bouillie deux fois par jour. La petite fille, bien que sujette encore à des *absences*, paraît comprendre : elle a même souri et sa mère en a pleuré de joie. L'éruption de la nuque a disparu. Seule la jambe gauche, bien que flexible et se ployant d'elle-même, est encore *paresseuse* : nous sommes en pleine convalescence. Pas de prescription.

12 *septembre.*—Le travail de dentition, suspendu par la maladie, paraît reprendre son cours. Quatre molaires, deux de chaque côté, soulèvent en même temps la gencive. L'enfant est *grognon ;* les garde-robes, qui *s'étaient moulées*, redeviennent diarrhéiques ; les paupières s'agglutinent pendant la nuit. *Calcarea carb.* 30, 4 glob. pour cent grammes, trois cuillerées à café par vingt-quatre heures.

16 *septembre.* — *Calcar.* a produit un calme sensible et presque instantané. Trois des dents sont sorties. Garde-robes jaunes et féculentes. Prescription : continuer *calc.* une seule cuillerée par vingt-quatre heures.

1er *octobre.* Il ne reste absolument aucune trace de la méningite. La mère m'exprime l'intention d'aller montrer sa petite-fille à M. le docteur Blache. Je l'y engage fortement et cela, je le jure, dans un intérêt purement scientifique, et sans aucune arrière-pensée. L'a-t-elle fait ? je ne le crois pas. S'il en est ainsi, je le regrette ; il m'eût été personnellement agréable de placer sous les yeux de notre savant confrère un argument aussi péremptoire en faveur de l'homœopathie.

Réflexions. — Ce qui ressort, avant tout, du fait dont on vient de lire le récit, c'est qu'il est bon, sinon de ne jamais désespérer, du moins d'agir, dans les cas même où l'on n'espère plus, comme si l'on espérait encore. Il est en effet hors de doute pour moi que, si, cédant à un premier mouvement que je regrettais un instant plus tard de n'avoir pas suivi, je m'étais abstenu de faire une prescription quelconque, l'enfant eût infailliblement et très-prochainement succombé.

Il me semble que dans cette observation tous les médicaments ont porté juste et ont contribué à la guérison; mais l'action de la belladone a été décisive. Dès le principe elle a provoqué, et cela avec une promptitude surprenante, la résolution du liquide rachidien. Plus tard, le 8 août, elle arrête instantanément une recrudescence de convulsions partielles. *Calcarea* modifie la nature des garde-robes et détermine *peut-être* une éruption *probablement* salutaire. Enfin, le 12 septembre, le même médicament semble singulièrement accélérer l'éruption dentaire ou tout au moins modifie très-promptement et d'une manière incontestable les symptômes concomitants.

Mais voici qui n'est pas moins étonnant que tout le reste. Trois jours avant ma première visite, M. le docteur Blache avait, lui aussi, prescrit la belladone, non à dose infinitésimale, mais à dose très-minime, quelque chose, m'a-t-on dit (car je n'ai pas vu la formule), comme une goutte de teinture dans une potion de cent grammes. Je ne demanderai point à M. Blache dans quel but et en vertu de quel principe il avait fait cette prescription. Ce n'était pas en se fondant sur le *Similia similibus curantur*, puisque notre illustre confrère n'est point, que je sache, homœopathe. D'autre part, M. Blache connaît trop bien, je n'en doute pas, les effets physiologiques de la belladone pour invoquer à l'appui de sa thérapeutique le *Contraria contrariis*. Chacun sait en effet que la belladone congestionne le cerveau et peut donner des convulsions. Laissons donc de côté toute question de principe. Le point avéré est que M. Blache avait prescrit empiriquement la belladone à faible dose, mais en nature, et que la belladone sous cette forme n'avait produit aucun effet, tandis qu'on a vu les résultats que produisit trois jours plus tard le même médicament *dynamisé* et à dose hahnemannienne.

Est-ce à dire que dans tous les cas il en serait ainsi? et que toujours la douzième dilution amènerait des résultats que la teinture mère serait incapable de produire? Je me sens si peu disposé à soutenir une pareille thèse, *d'une manière absolue*, que si j'avais connu dans le principe la prescription de M. Blache, dont il ne me fut parlé que beaucoup plus tard, il est fort à présumer que j'aurais regardé comme inutile de revenir à la belladone et que, ne sachant plus que formuler, je n'aurais vraisemblablement rien formulé du tout. Toujours est-il que ce fait si bizarre qu'il puis separaître prouve au moins que, *dans certains cas*, les dilutions sont préférables aux teintures mères.

Au surplus, j'aurai bientôt à revenir sur ce point, puisque je terminerai ce petit ouvrage par quelques considérations sur ce qu'on est convenu d'appeler l'*Aggravation médicamenteuse* et sur la *Posologie*.

RÉCAPITULATION

Les observations qu'on vient de lire, si incomplètes que soient plusieurs d'entre elles, témoignent hautement en faveur, non-seulement du principe de similitude, base fondamentale de l'homœopathie, mais encore de la médication infinitésimale. J'ai lieu de penser qu'elles ne causeront nulle surprise aux médecins homœopathes, car il n'en est probablement pas un seul parmi eux qui n'ait eu l'occasion de constater personnellement des faits analogues à ceux que j'ai rapportés. Je dirai plus, ma crainte est qu'elles ne soient pour eux que d'un intérêt médiocre, attendu qu'à l'exception du plomb dans les fièvres intermittentés, du lycoperdon dans l'anhémie, de l'agaric et du fer magnétique dans l'épilepsie, elles n'ouvrent en thérapeutique aucun aperçu nouveau.

Quant aux médecins allopathes, — et c'est surtout

pour eux, je le déclare, que ce petit livre a été écrit, — je m'attends bien à ce que plusieurs d'entre eux suspectent la véracité de mes récits. Pourquoi? je me le demande. Quel intérêt ai-je à les tromper? Ne serais-je pas en droit de leur dire ce que Frapart nous disait autrefois : « Que m'importe après tout que vous croyiez ou que vous ne croyiez pas à l'homœopathie, » et je pourrais même ajouter : « En quoi me serait-il donc si profitable à ce qu'il y eût dans Paris cinq ou six cents homœopathes au lieu d'une centaine ? » Mais je mentirais et je me mentirais à moi-même en leur parlant ainsi. J'aime les hommes tels qu'ils sont, malgré leurs préjugés, leurs travers et leurs faiblesses, parce que moi aussi je suis homme, et je plains de toute mon âme le malheureux qui fait sincèrement profession de misanthropie, et ne trouve rien dans ce monde qui soit digne d'être aimé. Or, comme il m'est impossible de ne pas penser, d'après ce que j'ai vu et éprouvé moi-même, qu'il serait d'un immense avantage pour l'humanité que l'homœopathie devînt en peu d'années la médecine universelle, il m'est également impossible de ne pas le proclamer.

Je connais un grand nombre de médecins allopathes; il y en a beaucoup dont j'estime le caractère ; il y en a quelques-uns dont j'admire et j'envie l'intelligence ; plusieurs d'entre eux enfin sont de mes vieux amis; comment donc n'aurais-je pas le désir

de les voir tous partager ma foi scientifique? Mais la
passion ne raisonne pas et la passion seule explique
le don singulier que nous possédons, de n'inspirer à
nos adversaires que répulsion et méfiance.

« Les homœopathes, disent les plus polis ou les plus
charitables, sont des illuminés ou pour le moins des
mystiques » Eh! messieurs, ce que nous vous deman
dons ce n'est pas de croire, c'est de voir ; et ce n'est
pas ainsi que procèdent les mystiques. Quant au reste,
avons-nous l'air d'hommes en démence au lit de nos
malades? Ignorons-nous, messieurs, quelque chose
que vous sachiez et ce qui pour vous constitue toute
la science médicale? Sur quoi donc nous jugez-vous?
Sur nos actes ? vous refusez de les voir. Sur nos
écrits? vous refusez de les lire. Il y a là de votre part
plus que de l'inconséquence.

Mais on ne s'en tient pas là. Toute controverse est
malaisée sur un sujet qu'on ignore; au lieu de discuter
l'homœopathie, on l'outrage : « Les homœopathes
sont des charlatans, des imposteurs, » argument de
portefaix ivres, que nous serions en droit de retourner contre ceux qui s'en servent. Mais non; ce ne serait rien prouver, et je tiens, quant à moi, à prouver,
une bonne fois et sans réplique, que ces grossièretés
sont encore plus absurdes qu'elles ne sont ignobles.

Quoi! messieurs, vous prétendez que nous sommes
des imposteurs ! mais alors, juste ciel ! convenez donc

que nous sommes tels envers nous-mêmes, jusqu'à notre agonie, jusqu'à notre dernier souffle.

Qui d'entre nous, messieurs les allopathes, avez-vous jamais vu, ayant les siens malades, et je dis son père, sa femme ou ses enfants, désavouer sa propre doctrine pour recourir à la vôtre?

Bien des homœopathes sont morts depuis trente ans; c'est le sort commun. Quel est celui d'entre eux qui, sur son lit de douleur et tout près d'expirer, a réclamé votre assistance, celle de vos *princes de la science?* Je vous défie d'en nommer un seul.

Gueyrard aîné, Frapart, Giraud, Molin, Crosério, etc., etc., jusqu'à leur dernier soupir, protestent contre votre vain savoir et vos aveugles médications, pour mourir du moins en paix, si l'on ne peut les sauver, entre les mains de leur collègues, homœepathes comme eux.

Jaquemyns, atteint d'un anévrisme au cœur, ne veut d'autres médecins que Love, Pétroz et moi.

Morroche repousse toute autre assistance que celle de Chanet et la mienne.

Tessier, dès qu'il commence à se défier de lui-même, s'abandonne aveuglément aux soins de ses élèves.

Gueyrard jeune, qui voit nettement sa position désespérée et sent sa fin prochaine, me fait demander mes conseils et les suit exclusivement jusqu'à l'instant où une amélioration passagère lui permet d'aller mourir dans sa famille, entre les mains d'un autre homœopathe, le docteur Chamaillard.

Chamaillard, à son tour, en proie à un cancer de l'estomac, s'adresse-t-il pour son compte à ses confrères allopathes de La Flèche? Nullement. Il se soigne lui-même, et quand son état est devenu tel qu'il ne peut plus se soigner, il appelle à son aide un homœopathe de Paris.

Gabalda, frappé de paralysie, ne croit pouvoir mieux faire que de réclamer les soins de ses amis, les docteurs Milcent et Fredault.

Pétroz, enfin, poussant, peut-être, jusqu'à l'exagération la loi qu'il s'est faite et qu'il croit fondée sur l'expérience, de ne traiter ses malades qu'avec les hautes dilutions, n'en veut pas d'autres pour lui-même, jusqu'à l'instant suprême où, se défiant de ses forces et de son intelligence, il laisse deux homœopathes, MM. Crétin et Cabarus, le soigner à leur guise.

Et voilà les hommes que l'on ne rougit pas d'accuser d'imposture! Silence! messieurs, silence! Respect à des convictions qui ne s'éteignent qu'avec nous. Chapeaux bas devant ces nobles tombes où reposent, honorés comme ils ont mérité de l'être, des hommes dont toute la vie se résume en deux mots : dévouement, loyauté, et dont la mort a confirmé la vie.

Je reviens à mes *Observations* :

Quelques-unes d'entre elles, au moins, ne manquent pas, me semble-t-il, même pour les plus difficiles, d'un certain caractère d'authenticité. Mon épileptique, par exemple, est connu de cent personnes ; ma gastralgique de mille. M. A. de Hondschoote vit encore et se porte bien ; je viens de l'apprendre de la bouche d'un de ses compatriotes. Vivent encore également les deux honorables confrères allopathes qui ont suivi, jour par jour, sa maladie et qui ont assisté au *miracle* de sa guérison. Eh bien ! qu'ils me démentent, si j'ai altéré la vérité.

Je n'ai pas l'honneur de connaître personnellement M. le docteur Blache, mais j'ai foi entière à sa loyauté. Or, a-t-il vu, oui ou non, ma petite fille hydrocéphale de la rue de la Faisanderie ? L'a-t-il condamnée oui ou non à une mort inévitable et prochaine ? Elle vit pourtant, elle vit. Mais vraiment c'en est trop, et défendre ainsi ma véracité est pour moi chose humiliante.

Que nos confrères allopathes fassent taire au moins un instant leurs préventions ; c'est bien le moins qu'ils nous doivent ou pour mieux dire qu'ils se doivent à eux-mêmes. Qu'ils imitent notre exemple ; qu'ils essaient dans les cas simples, où l'expectation est sans danger, l'aconit dans la fièvre éphémère, la belladone dans l'amygdalite, la noix vomique dans les embarras gastriques, etc., etc. Ce serait un grand hasard s'ils

ne réussissaient pas au moins une fois. Or, une fois
serait suffisante pour leur faire comprendre ce qu'il
faut savoir et ce qu'ils auraient à apprendre pour
réussir presque toujours.

DE L'AGGRAVATION MÉDICAMENTEUSE

Lorsque Hahnemann eut découvert et longuement
vérifié expérimentalement la grande loi thérapeutique
Similia similibus curantur, il chercha, ce qui était bien
naturel, à s'en rendre compte théoriquement. Les
médicaments guérissaient les maladies dont eux-mêmes produisaient les symptômes sur l'homme sain.
Cela était avéré. L'observation clinique le prouvait
à n'en plus laisser douter. Mais *pourquoi* en était-il
ainsi? Que se passait-il entre la maladie naturelle
et la maladie médicamenteuse? De prime abord, la
coexistence des deux paraissait impossible, aussi impossible que la simultanéité de vibrations de vitesses
différentes dans un même corps sonore. Mais était-il
indispensable, pour que l'une des deux maladies
s'éteignît, que l'autre lui survécût, ne fût-ce que pour
un temps très-court? Le phénomène, enfin, consistait-
il en une substitution de la maladie médicamenteuse
à la maladie naturelle? Tout cela était assurément du
plus haut intérêt. Hahnemann y appliqua son génie
méditatif et de ses réflexions sortit la théorie suivante:

« On n'aura plus de peine à comprendre d'après quelles lois de la nature s'opère et doit s'opérer la seule curation rationnelle des maladies, leur curation homœopathique.

» La première loi naturelle qu'on ne saurait méconnaître ici, est celle-ci : *l'affectibilité de l'organisme vivant par les maladies naturelles est, sans comparaison, plus faible que celle par les médicaments.*

» Tous les jours et à chaque heure, une foule de causes excitatrices des maladies agissent sur nous, mais n'ont pas le pouvoir de détruire notre équilibre, de rendre malades ceux qui se portent bien. L'activité de la force vitale conservatrice qui réside en nous résiste ordinairement à la plupart de ces causes, et l'homme conserve la santé. Ce n'est que quand elles sont arrivées à un haut degré d'intensité, et que nous nous y exposons trop à découvert, que nous tombons malades ; mais même alors nous ne le devenons gravement que quand, pour l'instant, notre organisme a un côté faible et prêtant plus particulièrement aux attaques qui le rend plus apte à être affecté par la cause morbifique présente (simple ou composée), et à être mis par elle en désaccord.

» Si les puissances naturelles, tant morales que physiques auxquelles on donne le nom de puissances morbifiques, avaient un pouvoir absolu de désaccorder l'organisme humain, comme elles sont répandues partout, elles ne laisseraient personne en santé. Tout le monde serait malade, et nous n'aurions même point l'idée de la santé. Mais comme, généralement parlant, les maladies ne sont que des exceptions dans l'état des hommes et qu'il faut le concours d'un si grand nombre de circonstances et de conditions diverses, de la part tant des puissances morbifiques que du sujet à rendre malade, pour qu'une maladie soit réellement produite par ses causes excitatrices, il s'ensuit que l'homme est si peu susceptible d'être affecté par de semblables causes, qu'elles ne peuvent jamais, d'une manière absolue, le rendre malade, et qu'au moins ne peuvent-elles désaccorder son organisme au point de le plonger dans l'état de maladie, qu'autant qu'il existe en lui une prédisposition spéciale.

» Mais il en est tout autrement des puissances dynamiques artificielles que nous appelons médicaments. En effet, tout vrai médicament agit en tout temps, dans toutes les circonstances, sur tous les corps vivants et animés, et excite dans ces derniers les symptômes qui lui sont particuliers (même susceptible de frapper les sens lorsque la dose a été assez forte), de sorte qu'évidemment tout organisme humain vivant doit être en tout temps et d'une manière absolue, saisi et en quelque sorte infecté de la maladie médicamenteuse, ce qui, comme on sait, n'est nullement le cas des maladies naturelles [1].

» Il suit incontestablement de toutes ces observations, que le corps humain est beaucoup plus enclin à être affecté et modifié par les puissances médicinales que par les causes de maladies et les miasmes contagieux, ou, ce qui revient au même, que les puissances médicinales ont une vertu absolue de désaccorder l'organisme humain et que les affections morbifiques n'en ont qu'une très-conditionnelle, susceptible d'être vaincue par l'autre.

» A la vérité, il suit déjà de là que les maladies peuvent être guéries par des médicaments, c'est-à-dire que l'affection morbide peut être éteinte dans l'organisme malade, lorsqu'on lui oppose la modification convenable, provoquée par une substance médicamenteuse. Mais, pour que la guérison ait lieu réellement, il faut que la seconde loi de la nature soit également observée. Cette seconde loi dit qu'une affection dynamique plus forte éteint, d'une manière durable, une autre affection dynamique moins forte dans l'organisme vivant, lorsque la première ressemble à la

1. Les maladies pestilentielles elles-mêmes ne sont pas contagieuses d'une manière absolue, et n'attaquent point tout le monde. Les autres maladies respectent un bien plus grand nombre d'hommes, quoique ceux-ci s'exposent aux vicissitudes du temps, à celles des saisons et à l'influence d'une foule d'autres impressions nuisibles. (*Note de Hahnemann.*)

seconde, quant à l'espèce. En effet, je crois l'avoir prouvé, la modification dynamique à espérer du médicament ne doit point être d'une autre espèce que la modification maladive; elle ne doit pas être allopathique, afin qu'il n'en résulte pas un désordre plus grand encore, ce qui arrive dans la pratique vulgaire; elle ne doit pas non plus être opposée ou énantiopathique, afin qu'elle n'ait point pour effet une simple apparence de soulagement, une simple palliation, inévitablement suivie de l'exaspération du mal primitif; elle doit être semblable, c'est-à-dire que le médicament, pour procurer une guérison durable, doit avoir la propriété de faire naître des symptômes analogues chez l'homme qui jouit de la santé. . . . . . .

. . . .

» Voilà comme notre organisme vivant réagit d'une manière dynamique et en quelque sorte spirituelle. En vertu d'une force active par elle-même, il fait cesser dans son intérieur une modification discordante plus faible (la maladie), dès que la puissance plus forte du médicament homœopathique lui procure une affection autre, mais très-analogue. En d'autres termes, l'unité de sa vie ne permet pas qu'il puisse souffrir simultanément de deux désaccords généraux semblables, et il faut que l'affection dynamique présente (maladie) cesse dès qu'une seconde puissance dynamique (médicament), plus capable de le modifier, agit sur lui et provoque des symptômes ayant beaucoup d'analogie avec ceux de l'autre. Quelque chose d'analogue se passe dans l'esprit humain [1]. »

A l'appui de cette analogie, Hahnemann, dans une note annexée au texte, émet des considérations discutables, peut-être, mais néanmoins trop ingénieuses pour ne pas trouver place ici :

« Une jeune fille, dit-il, affectée de la mort d'une compagne, qu'on mène auprès de pauvres enfants dont le père, leur unique soutien, vient de périr, ne devient pas plus triste à la vue de ce tableau touchant, mais y puise un motif de consolation; son propre malheur étant plus faible, elle se trouve guérie des regrets que lui inspirent sa compagne, parce que l'esprit, qui est un, ne peut être agité que d'une seule affection de même nature à la fois, et qu'une affection s'éteint en lui, lorsqu'une autre, analogue mais plus forte, s'empare de lui et l'impressionne à la manière d'un médicament homœopathique. Mais la jeune fille ne se consolerait pas, si sa mère se mettait en colère contre elle (puissance allopathique); loin de là, ce nouveau chagrin d'une autre nature ne ferait que rendre son esprit plus malade encore. De même, une fête joyeuse n'agirait sur elle que comme un palliatif, qui la distrairait seulement pendant quelques heures,

1. *Prolégomènes de la matière médicale pure*, page 52 et suiv.

parce que la nouvelle affection qui en résulterait serait énantiopathique, et, lorsqu'elle rentrerait dans la solitude, sa tristesse n'en deviendrait que plus profonde, elle pleurerait plus amèrement que jamais la perte de sa compagne. Ce qui a lieu dans la vie morale arrive dans la vie organique. Notre vie, qui n'est qu'une, ne peut être en proie simultanément à deux affections dynamiques générales à la fois; car, lorsque la seconde ressemble à la première, mais qu'elle a plus de force, elle ne manque jamais de l'éteindre et de la faire cesser. »

Enfin, dans l'*Organon*, Hahnemann résume sa théorie en une proposition que voici :

« Un médicament qui possède l'aptitude et la tendance à produire une maladie artificielle aussi semblable que possible à la maladie actuelle contre laquelle on l'emploie, et qu'on administre à juste dose, affecte, précisément, dans son action dynamique sur la force vitale morbidement désaccordée, les parties de l'organisme qui auraient été jusqu'alors en proie à la maladie naturelle, et excite en elles la maladie artificielle qu'il peut produire de sa nature. Or, celle-ci, en raison de sa similitude et de sa prépondérance, se substitue à la maladie naturelle. Il suit de là qu'à dater de ce moment la force vitale automatique ne souffre plus de cette dernière et n'est plus atteinte que de l'autre. Mais la dose du remède ayant été très-faible, la maladie médicinale disparaît bientôt d'elle-même. Vaincue, comme l'est toute affection médicinale modérée, par l'énergie développée de la force vitale, elle laisse le corps libre de toute souffrance, c'est-à-dire dans un état de santé parfaite et durable [1]. »

Avant d'examiner et de discuter cette théorie, commençons par déclarer que, dans l'œuvre de Hahnemann, elle ne constitue que la partie purement spéculative, et qu'on peut être homœopathe et excellent homœopathe, sans l'admettre explicitement. Appliquer son esprit à la recherche des causes qui se dérobent aux sens, s'efforcer de découvrir, à l'aide de l'analogie et du syllogisme, *le comment* et *le pourquoi* des choses que nous voyons, ne saurait, dans aucun cas, porter atteinte à l'existence même de ces choses. Toute théorie est nécessairement plus ou moins hypothétique. Si les physiciens, les mathématiciens, et surtout les chimistes en conviennent, de quel droit se montrerait-on plus exigeant à l'égard des physiologistes et des médecins ? Aussi bien, la théorie de Hahnemann serait-elle complétement fausse, qu'elle n'infirmerait en aucune façon les faits inébranlables sur lesquels sa doctrine repose et dont elle ne serait, en définitive, qu'une interprétation prématurée. Cette

___

1. *Organon*, page 203, proposition 148.

déclaration faite, je n'éprouve aucun embarras à énoncer avec franchise les objections que la théorie hahnemannienne me paraît soulever contre elle.

1o Est-il bien vrai que *l'affectibilité de l'organisme vivant par les maladies naturelles* soit, sans comparaison, *plus faible que celle par les médicaments?* Au moins, la démonstration de Hahnemann, si démonstration il y a, est-elle insuffisante et ne me convainc-elle point. Que les maladies naturelles soient toujours conditionnelles, c'est-à-dire que leur développement dans l'organisme soit toujours subordonné à certaines prédispositions physiologiques ou idiosyncrasiques, c'est ce que je me garderai bien de mettre en doute ; mais nous verrons bientôt qu'il en est à peu près de même à l'égard de l'action médicamenteuse. S'il est vrai que jusqu'à un certain point nous puissions vivre impunément dans une atmosphère imprégnée d'émanations pestilentielles, je suis convaincu que cette immunité ne pourrait durer qu'un temps et finirait par s'user si l'influence épidémique se prolongeait indéfiniment. Qu'on visite les contrées où la fièvre paludéenne est endémique, par exemple la campagne romaine, les marais Pontins, la Bresse, la Sologne, une partie de l'ancienne Flandre, etc., et c'est à peine si l'on y rencontre un visage sur lequel la fièvre n'ait pas encore imprimé son cachet. Combien peu des soldats de notre armée d'Afrique échappent aux atteintes de la dyssenterie ou de la fièvre intermittente! M. Trousseau, en racontant l'histoire d'une épidémie de diphthérite en Sologne, cite une petite commune dont tous les habitants avaient succombé, à la seule exception d'un vieillard atteint lui-même de la maladie et qui, dans son désespoir, refusait tous les soins qu'on essayait de lui donner. Remarquons d'ailleurs que pendant le cours des épidémies, en temps de choléra, par exemple, bien qu'un grand nombre d'individus semblent échapper à la maladie régnante, il n'est pourtant presque personne qui n'en ressente plus ou moins l'influence. Je connais une dame qui, à chaque invasion du choléra, n'a jamais manqué d'être prise d'un état vertigineux qui persistait tant que durait l'épidémie. Pétroz la guérit en dernier lieu de ces vertiges, avec quelques doses de *vératrum*. Or, combien d'autres individus ont été, comme cette dame, impressionnés à leur insu par le miasme épidémique. Mais quoi! dira-t-on sans doute, ces faits ne déposent-ils pas justement en faveur de l'opinion de Hahnemann? Ne prouvent-ils pas que nos maladies sont, ainsi qu'il l'affirme, toujours conditionnelles, et que le miasme qui les engendre est impuissant à nuire lorsqu'il ne rencontre pas dans l'organisme des dispositions favorables à son développement? Eh! qui donc s'inscrit en faux contre cette hypothèse? Mais ce que je soutiens, c'est que ces résistances de l'organisme à l'invasion du mal, il ne les présente guère moins aux actions médicamenteuses qu'aux influences miasmatiques. Le tabac, tout le monde le sait, est un médicament, et, qui plus est, un poison, bien qu'il soit difficile d'en convaincre les fumeurs émérites. Mais que ceux-ci se rappellent leurs sensations lorsqu'il leur vint pour la première fois la fantaisie de fumer. Pour quelques-uns, elles étaient atroces : c'étaient des nausées, des vertiges, une sueur froide, des syncopes, un malaise indescriptible; pour d'autres, elles se réduisaient à une sorte de vague ivresse qui n'était pas sans charme; pour d'autres enfin, elles étaient nulles. Eh bien! je le demande, comment faire concorder ces différences avec une affectibilité absolue et, partant, non conditionnelle de l'organisme à l'action médicamenteuse? Or, ces différences extrêmes, on les retrouve partout.

Dans les manufactures de tabac, les ouvriers des deux sexes, soumis du matin au soir aux émanations non-seulement médicamenteuses, mais réellement toxiques de cette plante en fermentation, en ressentent *presque tous* les atteintes, mais à des degrés variables à l'infini. Quelques-uns ne peuvent s'y faire et doivent quitter l'établissement sous peine d'y succomber; d'autres ont des maux de tête, des étourdissements, des nausées, des défaillances, qui s'atténuent promptement avec l'habitude; d'autres encore contractent une sorte de fièvre intermittente dont j'ai eu l'occasion d'observer plusieurs cas à mon dispensaire; bon nombre, à la longue, deviennent asthmatiques; des femmes enfin ont des palpitations, les pâles couleurs, des hémorrhagies passives, une *chlorose sui generis* qu'on nommera si l'on veut *la chlorose du tabac*. Mais, point capital : on peut voir, à la manufacture de tabac du Gros-Caillou, des ouvriers des deux sexes qui y travaillent depuis dix ans et plus, et qui assurent n'avoir jamais eu à se plaindre d'aucun trouble notable dans leur santé.

Les ouvrières en dentelles, exposées par leur état à respirer le *blanc de céruse* (sous-carbonate de plomb) en éprouvent, la plupart, *mais non pas toutes*, de la constipation, des migraines, et surtout des névralgies très-douloureuses, que guérit surtout l'*opium*.

Les étameurs de glaces eux-mêmes, et les doreurs sur métaux, par l'ancien procédé, de tous les ouvriers peut-être les plus directement exposés à la vapeur d'un agent subtil dont personne ne contestera la puissance médicamenteuse, ne sont pourtant pas *tous* atteints du *tremblement* et des autres accidents mercuriels.

Enfin, les droguistes et les pharmaciens qui manient, triturent, tamisent, manipulent de toutes les façons les médicaments, s'exposent du matin au soir à leurs émanations, en respirent fréquemment les

vapeurs ou les poussières, les droguistes et les pharmaciens sont-ils donc si souvent atteints de maladies
médicamenteuses? L'expérience prouve le contraire,
et j'affirme qu'ils sont pour le moins aussi en sûreté
au milieu des effluves de leurs drogues qu'ils le seraient dans un air infecté d'un miasme épidémique.
Tout le monde la connaît, et je la connais comme
tout le monde, cette vieille histoire du pharmacien
de Tours qui ne pouvait déboucher son flacon d'ipécacuana sans être pris d'un accès d'asthme. Eh
bien! que prouve cette anecdote? sinon que les
médicaments exigent tout aussi bien que les agents
morbides naturels, de la part de l'organisme vivant,
certaines conditions indispensables au développement de leurs effets propres, car tous les pharmaciens, Dieu merci! ne sont pas pris d'accès d'asthme
en aspirant de l'ipéca. Pour mon compte, je me sens
fort enclin à penser que si, en général, l'action médicamenteuse est plus constante, comme le dit Hahnemann, que ne l'est celle des maladies, cela tient
uniquement à ce que les procédés que l'on met en
œuvre pour soumettre l'organisme à la puissance médicamenteuse sont incomparablement plus directs et
plus sûrs, ce qui est fort heureux pour nous, que ne
le sont les moyens dont se sert la nature pour nous
rendre malades. Mais qu'on insère sous l'épiderme d'un
certain nombre d'hommes, n'ayant jamais été vacci-

nés et n'ayant jamais eu ni la variole ni la syphilis, une simple gouttelette provenant soit d'une pustule variolique, soit d'un chancre récent, et l'on verra si les effets obtenus, sans être pourtant, je le reconnais, infaillibles, seront beaucoup moins constants que ceux que pourra produire l'ingestion dans les voies digestives de plusieurs gouttes d'aconit ou de noix vomique, à la trentième dilution. Que certains hommes semblent cuirassés contre toute infection morbide, cela est très-vrai : j'en ai connu plusieurs qui étaient faits ainsi. Mais j'en ai connu aussi un certain nombre qui paraissaient bien peu sensibles à l'action médicamenteuse. Quelques-uns de ces derniers se sont prêtés, à plusieurs reprises, avec autant de complaisance que de bonne foi, à mes expériences pathogénétiques. Ils auraient beaucoup désiré m'être agréables, en m'apportant leur quote-part de symptômes des agents thérapeutiques, qu'à ma prière ils essayaient sur eux-mêmes, et malgré tout leur désir, malgré la plus sérieuse observance du régime que réclamait l'expérimentation, malgré l'attention qu'ils apportaient à recueillir leurs sensations, ils ne parvenaient jamais à en éprouver aucune. « Il y a des sujets réfractaires à l'action des infinitésimaux, » me disait un jour Pétroz, et je crois que Pétroz avait raison. Je tiens donc pour contestable l'assertion de Hahnemann.

2º Est-il plus dans le vrai lorsqu'il affirme que la puissance des médicaments sur l'organisme vivant est plus considérable que ne l'est celle des maladies?

Cette proposition me paraît tellement hasardée, que, par respect pour les opinions de Hahnemann, je m'abstiendrai de la discuter, n'étant pas sûr de la bien comprendre. Comment, en effet, imaginer un médicament dont la puissance sur l'organisme soit plus grande que ne l'est celle d'une scarlatine maligne ou d'un choléra foudroyant? Au moins faut-il reconnaître que lorsqu'il s'agit de maladies pareilles, les plus puissants de nos médicaments sont, hélas! presque toujours vaincus. Et cependant j'ai vu souvent (plusieurs des observations que j'ai rapportées en font foi), j'ai vu, dis-je, et beaucoup d'autres ont vu comme moi, des maladies terribles, qui faisaient craindre une mort, sinon immédiate, du moins évidemment prochaine, céder, comme par magie, à une dose de médicament qui souvent, sur l'homme sain, n'eût produit que des effets à peine appréciables. Que se passait-il donc alors? Phénomène mystérieux, qui en réalité semble au premier abord donner au médicament sur la maladie la prépondérance que Hahnemann attribue à celui-là, mais qui, malgré l'interprétation du maître, n'en reste pas moins pour moi jusqu'à présent inexpliqué.

J'en arrive enfin à cette prétendue loi de la substitution de la maladie médicamenteuse à la maladie naturelle et, par suite, à l'aggravation médicamenteuse.

« Il est utile et nécessaire, dit Hahnemann, de ne donner que la plus petite dose possible du médicament pour procurer la guérison, et la nécessité de faire prendre une dose très-faible ressort déjà de ce qu'ici la puissance dynamique du médicament arrive au but, non par la quantité, mais par la virtualité et la qualité (appropriation dynamique, homœopathie). Plus considérable, elle ne serait point utile, mais nuirait, parce que, d'un côté elle ne guérirait pas la modification dynamique de l'affection morbide, plus certainement qu'une très-faible, et que, d'un autre côté, *elle produirait une maladie médicamenteuse plus compliquée*, qui est toujours un mal, quoiqu'elle se dissipe dans un laps de temps déterminé.

» L'organisme est donc fortement affecté par la puissance d'une très-petite dose même d'une substance médicale qui peut contre-balancer et éteindre la totalité des symptômes de la maladie, par la tendance à provoquer des symptômes semblables. Ainsi que je l'ai dit, il est délivré de l'affection maladive *au moment où l'affection médicamenteuse s'empare de lui*, affection par laquelle il est infiniment plus enclin à se laisser modifier que par l'autre.

» Si les puissances médicinales, même à fortes

doses, n'affectent l'organisme en santé que pendant
un petit nombre de jours, on conçoit qu'une faible
dose, et dans les maladies aiguës une très-petite dose,
comme l'expérience a prouvé qu'elle doit être dans
les traitements homœopathiques, puisse n'affecter le
corps que pendant très-peu de temps, pendant même
quelques heures seulement, puisque alors l'*affection
médicamenteuse qui a pris la place de la maladie*, se dissipe insensiblement et ne tarde point à être remplacée
par la santé parfaite [1]. »

Il suit de là qu'un médicament parfaitement homœopathique à la maladie contre laquelle il est administré, fait cesser cette maladie *au moment où il
s'empare de l'organisme;* mais que cette maladie éteinte
reste la maladie médicamenteuse apparemment, dans
la pensée de Hahnemann, telle que ce médicament
l'eût produite chez l'homme sain; maladie médicamenteuse dont la durée pourra se réduire à quelques
heures (on ne comprend pas bien pourquoi [2]) si la
dose a été très-faible, mais qui pourra se *compliquer*
et se prolonger plusieurs jours si la dose a été forte.
D'où il est logique, rigoureusement logique de conclure que, si la dose administrée a été excessive, la
maladie médicamenteuse durera bien plus longtemps

1. *Matière médicale pure*, t. I, p 57.
2. Hahnemann estime à plusieurs semaines la durée d'action de
la plupart des médicaments.

et pourra devenir grave; enfin, qu'on aurait la certitude de la voir se transformer en un véritable empoisonnement, si le médicament avait été administré à dose toxique (pour un homme en santé). Or, l'expérience démontre que rien de tout cela n'est vrai.

Je reconnais bien avec Hahnemann, et c'est là ce qui m'a passionné pour l'homœopathie, que fort souvent la maladie, même une maladie grave, s'éteint à l'instant même où le médicament s'empare de l'organisme, mais il s'en faut pourtant qu'il en soit toujours ainsi. Rien de plus fréquent, par exemple, que de voir un médicament bien choisi soulager presque dès le premier moment de son administration, et cependant ne déterminer la guérison *que par une atténuation graduée et plus ou moins lente* de tous les symptômes. Comment donc concilier cette *décroissance progressive* de la maladie, *dès la première seconde du traitement*, avec une aggravation médicamenteuse tenue pour nécessaire? Quelles objections analogues ne pourrais-je pas, d'ailleurs, induire des maladies dont la curation, et c'est le plus grand nombre, exige l'emploi successif de plusieurs médicaments! Mais, afin d'éviter toute digression superflue, je me contente d'en appeler à l'expérience de tous les praticiens homœopathistes : qui d'entre eux n'a vu mainte fois une maladie très-douloureuse, une névralgie, par exemple, disparaître instantanément et sans laisser après elle, ne fût-ce que pendant une heure, la plus imperceptible trace de maladie médicamenteuse?

Au surplus, admettons que la maladie médicamenteuse, produite par une dose infinitésimale, puisse échapper en certain cas à la plus fine observation, il n'en sera plus de même, je le suppose, dès l'instant où il s'agira non-seulement de doses pondérables, mais de fortes doses, de doses énormes et qui plus est de d ses toxiques. Plaçons-nous donc sur ce terrain et interrogeons les faits.

Avant d'être homœopathe, j'ai vu souvent traiter et j'ai traité moi-même bon nombre de maladies, mais notamment des pneumonies aiguës, par la méthode rasorienne. Cette méthode, essentiellement vicieuse en cela qu'elle ne procède qu'en vertu du vieux précepte empirique *ab usu in morbis,* a des inconvénients et des dangers graves qu'il serait hors de propos d'examiner ici. Il est incontestable, néanmoins, que si elle n'a pas compté ses revers, elle a eu ses succès. L'émétique à hautes doses, aux doses énormes, d'un demi-gramme, d'un gramme et même de plusieurs grammes, a guéri des pneumonies. Or, nous le savons tous, les médicaments n'ont pas deux manières de guérir; ils n'en ont qu'une : ils guérissent homœopathiquement ou ils ne guérissent pas. Il suffit, au reste, de lire la pathogénésie de l'émétique, pour s'expliquer les succès de ce médicament dans *certaines* pneumonies. Les disciples de Rasori, qui ne s'en doutaient guère, faisaient donc de l'homœopathie lorsque, un hasard heureux les amenant à frapper juste, ils éteignaient, sous des masses au moins inutiles de tartre stibié, les redoutables symptômes de la fluxion de poitrine. Mais si ces guérisons s'opéraient tout simplement, comme il n'est permis à aucun de nous d'en douter en raison de la grande loi *similia similibus*, je me demande, non sans anxiété, quels résultats devait produire ici la *substitution de la maladie médicamenteuse à la maladie naturelle*. De toute évidence, l'*aggravation* ne pouvait manquer d'être la mort. Eh bien non! s'il y avait *tolérance* (et il y avait tolérance quand le médicament se trouvait être homœopathique), le mal s'apaisait sans grand trouble accessoire, et, si le médecin savait s'arrêter à temps, le malade guérissait sans présenter, sinon quelques effets médicamenteux, du moins de véritables symptômes d'intoxication. J'ai recueilli personnellement plusieurs faits de cette espèce, et je veux en rapporter un qui m'a toujours semblé très-caractéristique.

Je fus, un jour, appelé pour une petite fille de trois ans atteinte de bronchite capillaire. Cette petite fille, née de parents sains et robustes, était elle-même fortement constituée; on attribuait sa maladie à un refroidissement; mais, quelle qu'en fût la cause, le cas était sérieux. La toux était courte, sèche et à peu près continuelle. Il y avait une forte fièvre, de la soif, une sueur incessante, de l'oppression et de l'anxiété. L'enfant, dans les intervalles de la toux, respirait péniblement, la bouche ouverte et la tête renversée en arrière. La langue était jaunâtre, l'haleine fétide. A la suite du frisson qui, l'avant-veille, avait marqué le début de la maladie, il y avait eu des nausées et même un ou deux vomissements de bile mêlée à des mucosités filantes, puis deux ou trois petites selles diarrhéiques dans la journée. La percussion de la poitrine rendait à peu près partout une sonorité presque normale; mais, à l'auscultation, on percevait presque partout aussi, plus spécialement toutefois du côté droit et à la base du thorax, un râle sous-crépitant très-prononcé, bien qu'il fût couvert à tout moment par des râles d'autre nature, sibilants, muqueux, etc. Enfin, depuis 24 heures, l'enfant n'avait pas eu un seul instant de sommeil, et, ne voulant pas rester dans son lit, avait passé la nuit entière dans les bras de sa mère ou de sa bonne.

Prescription : Deux grains (10 centigrammes) de tartre stibié, dans 100 grammes d'eau distillée, légèrement édulcorée, à prendre, par demi-cuillerée à bouche, de deux en deux heures.

Le soir, l'enfant est sensiblement mieux et le mieux s'est manifesté presque dès la première demi-cuillerée; même prescription.

Le lendemain, nouvelle diminution de tous les symptômes ; même prescription.

Le surlendemain, la petite malade a passé les deux tiers de la nuit dans son lit. La toux et l'oppression ont presque entièrement disparu. Il n'y a plus de râle sous-crépitant, plus de soif, plus de fièvre : l'enfant demande à manger. Comme la langue est humide et à peu près nette, j'accorde des potages et des os de poulet à ronger, *tout en faisant continuer l'émétique*, dont j'ai dû faire renouveler la potion, mais à doses plus éloignées. Le quatrième jour enfin, après une nuit de bon sommeil et sans toux, *l'enfant a une garde-robe naturelle* : je la tiens pour guérie.

Eh bien ! où trouver dans cette observation la moindre apparence d'une substitution de maladie médicamenteuse à une maladie naturelle? Mais voici le complément de mon récit, complément qui en fait ressortir singulièrement la valeur :

Un mois ou six semaines plus tard, ma petite malade jouant avec son jeune frère dans une chambre qui leur est consacrée et dans laquelle on a eu l'imprudence de les laisser seuls un instant, en profite pour monter sur une chaise, prendre sur une console, où elle a été oubliée, la fiole qui contenait la dernière potion d'émétique et dans laquelle il en reste encore une ou deux cuillerées au plus que, par je ne sais quelle fantaisie d'enfant, elle boit et fait boire à son frère. Or, presque aussitôt, les deux enfants sont pris de nausées, de sueurs froides, de vomissements réitérés, en un mot, d'un tel état de malaise qu'on les croit empoisonnés. Cela n'était pas, Dieu merci, et cela ne pouvait pas être; mais enfin, ce que produisait aujourd'hui l'émétique, pourquoi donc ne l'avait-il pas produit quelques semaines auparavant, à l'instant où, s'emparant de l'organisme, *il avait dû se substituer* à la bronchite capillaire?

Un autre fait encore, à l'appui de celui-là :

C'était en 1837, je venais d'être reçu docteur, lorsque je fus appelé pour un vieux pêcheur, ivrogne de profession et qui, après quarante ou cinquante ans d'excès de vin et surtout d'eau-de-vie, venait d'être pris tout d'un coup de *delirium tremens*.

Quand j'allai le voir dans son échoppe, je le trouvai à peu près sans connaissance, étendu sur son grabat, la face vultueuse, plongé dans une sorte de *coma* et marmottant de temps en temps des paroles inintelligibles. Il était ainsi depuis la veille et je crus d'abord à une congestion cérébrale et à un épanchement. Mais je reconnus bientôt qu'il n'y avait chez lui nulle trace de paralysie, car il sentait fort bien quand on lui pinçait la peau, remuait les bras et les jambes, levant en l'air tantôt une main, tantôt l'autre, mais en tremblant d'une façon singulière. Je constatai enfin, en le secouant un peu et en lui parlant énergiquement, que

de temps en temps au moins il recouvrait sa connaissance, car il put même tant bien que mal répondre à
mes questions. On m'assura que, depuis quelque temps
déjà, il avait commencé à trembler, surtout des mains,
mais que, depuis plus d'une semaine, il n'avait pas fait
d'excès. Il était clair, néanmoins, que le bonhomme
payait son passé : son tremblement n'était pas, à coup
sûr, le tremblement des écrivains. Je n'hésitai donc
pas à faire la prescription suivante :

Extrait gommeux d'opium, huit grains (40 centigrammes).

*Poudre inerte et sirop simple, quantité suffisante pour
faire douze pilules, à prendre six dans la journée.*

J'étais fort jeune alors et téméraire comme on l'est
quelquefois au sortir de l'école. Le pharmacien trouva
la dose si forte qu'il ne voulut remplir la formule
qu'après avoir reçu de moi l'assurance que je ne
m'étais pas trompé. Enfin, le malade prit ses pilules,
s'en trouva bien tout d'abord, alla de mieux en mieux et
le surlendemain était sur pied [1].

Ma conviction profonde est qu'aujourd'hui, en pareille circonstance et sans avoir à redouter les conséquences désastreuses d'une erreur de diagnostic,
j'obtiendrais les mêmes résultats avec quelques gouttes

---

1. Avec un peu de diarrhée, seul effet qu'il fût permis d'attribuer
à l'opium.

de la troisième ou même de la sixième dilution d'opium ; mais la question n'est pas là.

Que serait-il donc advenu de mon pauvre vieil ivrogne, je me demande ceci pour l'opium, comme je me le demandais tout à l'heure pour l'émétique, si mes quarante centigrammes d'opium eussent substitué leurs effets propres au *delirium tremens?* qu'il fût mort apparemment. Aucuns disaient bien dans le pays que la perte n'eût pas été très-grande, mais on sent de reste que la question n'est pas encore là.

Si l'opium a guéri, c'est qu'il se trouvait être, et j'étais loin d'y penser, parfaitement homœopathique à la maladie. Et s'il n'a pas produit dans l'organisme du malade les ravages qu'il eût produits dans un organisme sain, c'est que la maladie était là pour contrebalancer la puissance du remède. Or, des deux faits que je viens de rapporter, comme de tous les faits du même genre, que devons-nous conclure, sinon que, conformément à la maxime de Hahnemann, *deux maladies ayant les mêmes symptômes, mais de principes différents, ne peuvent exister simultanément dans l'organisme,* et j'ajoute : *attendu qu'elles s'y neutralisent* RÉCIPROQUEMENT ? Notons bien du reste qu'en employant ici le mot *neutraliser*, je me sers d'un mot connu pour caractériser un phénomène que je déclare ne point connaître encore, au moins dans son essence : il est de toute évidence, en effet, qu'il ne saurait être ici question de neutralisation chimique.

Ce que je crois fermement, c'est que, entre le médicament et la maladie naturelle à laquelle il est homœopathique , existe *exactement le même rapport* qu'entre une *maladie médicamenteuse* et une autre *maladie médicamenteuse* dont la première (ce qui d'ailleurs ne paraît jamais pouvoir exister qu'imparfaitement) couvrirait entièrement les symptômes.

Or, quand il s'agit de deux maladies médicamenteuses qui se neutralisent l'une par l'autre [1] (antidotes), comment expliquer le fait par la théorie hahnemannienne? Les deux maladies étant ici de même catégorie et, partant, n'ayant pas plus l'une que l'autre de prépondérance pour s'emparer de l'organisme, en vertu de quelle loi celle-ci viendrait-elle à se substituer à celle-là? Et cependant Hahnemann admet les antidotes dynamiques [2]. Pousser plus loin le raisonnement, serait, je le crois, superflu; et je conclus ainsi:

Attendu qu'il n'est nullement démontré que l'orga-

1. Toujours incomplétement, je le reconnais; mais cela tient évidemment à ce qu'il n'existe pas plus deux médicaments produisant *exactement* les mêmes effets, qu'il n'existe deux maladies naturelles, même de sources différentes, ayant exactement les mêmes symptômes.

2. Une étude approfondie des antidotes et de l'antidotisme me paraît seule capable de conduire à la vraie théorie du *similia similibus*. J'avais autrefois entrepris cette étude et je la reprendrai peut-être un jour.

nisme soit plus sensible à l'action médicamenteuse qu'il ne l'est à celle des maladies naturelles ;

Que si la guérison des maladies par les médicaments était due, comme le suppose Hahnemann, à la prépondérance de l'action médicamenteuse, il n'y aurait plus moyen de s'expliquer ni la guérison d'une maladie naturelle par une autre maladie naturelle, ce qui se voit de loin en loin, ni la guérison d'une maladie médicamenteuse par une autre maladie médicamenteuse, ce qui se voit tous les jours ;

Attendu, enfin, que le phénomène bien avéré de la *tolérance* dans les cas où un médicament parfaitement homœopathique à la maladie a été administré à dose excessive et même toxique, prouve incontestablement que si le médicament, en pareille circonstance, éteint la maladie, celle-ci, par une réciprocité entière, absolue, éteint de son côté l'action médicamenteuse, de telle sorte que la santé résulte de cette neutralisation ; je n'hésite point à déclarer :

1° *Que la théorie de la substitution de la maladie médicamenteuse à la maladie naturelle, ne reposant que sur une hypothèse, que démentent les faits*, EST UNE THÉORIE FAUSSE ;

2° *Que dans tous les cas* OU LE MÉDICAMENT EST EXACTEMENT HOMŒOPATHIQUE A LA MALADIE, *surtout s'il n'a pas été donné à dose excessive*, l'AGGRAVATION MÉDICAMENTEUSE N'EST QU'UNE PURE CHIMÈRE.

Et, en vérité, n'est-il pas fort heureux qu'il en soit ainsi? Qui oserait, en effet, dans une maladie très-grave, dans un de ces cas, par exemple, où le malade semble avoir atteint les dernières limites de la vie, qui oserait, dis-je, faire une prescription, s'il devait nécessairement en résulter une aggravation ? Ne serait-il pas désolant qu'on ne pût sortir d'un mal, si horrible qu'il soit, qu'en passant fatalement par un mal plus grand encore? Mais l'argumentation à laquelle je viens de me livrer me paraît plus que suffisante pour rassurer, à cet égard, tous les esprits logiques.

Et cependant, rien de plus sûr qu'il puisse exister et que, dans une multitude de cas, il se produise, de la façon la plus manifeste, ce phénomène improprement désigné sous le nom *d'aggravation médicamenteuse*. Tous les homœopathes — à l'exception de M. le docteur Cretin — l'ont mille fois constaté, comme je l'ai mille fois constaté moi-même. Seulement, on s'est mépris sur sa nature et sur sa cause : c'est là un malentendu qu'il va m'être bien aisé d'éclaircir.

Si deux maladies de sources différentes, mais ayant *exactement* les mêmes symptômes, ne peuvent exister simultanément dans l'organisme , il n'en est pas de même, comme chacun le sait, d'affections dissemblables. Le rhumatisant peut souffrir à la fois de ses rhumatismes et des vésicatoires qui lui ont été appliqués, le phthisique de sa poitrine ulcérée et du cautère qu'il porte au bras ; l'homme atteint de congestion cérébrale de sa tête et des sinapismes qu'on lui a laissés trop longtemps sur les mollets, etc., etc. Il n'y a donc pas lieu de nous étonner si un médicament, tout en couvrant assez bien les symptômes d'une maladie pour la soulager et même pour la guérir, mais ne lui étant pas pourtant *exactement et en tous points* homœopathique, produit, en dehors des symptômes préexistants, et cela pour un laps de temps plus ou moins limité et avec une intensité variable, les symptômes qui lui sont propres. Or, comme nous sommes souvent forcés de nous contenter d'*à peu près*, voilà précisément ce que nous constatons tous les jours et ce que nous nommons assez improprement, je le répète, aggravation médicamenteuse.

Mais cette aggravation, très-différente, comme on le voit, de celle dont je nie l'existence, M. le docteur Crétin ne l'admet pas plus que l'autre. « *Les médicaments homœopathiques, dit-il, ne peuvent déterminer aucun malaise*[1]. » Et, par *médicaments homœopathiques*, notre confrère, qui s'en est préalablement expliqué, entend tout simplement ici les médicaments à très-petites doses. Or, d'après cela, je soupçonne fort M. Crétin d'être personnellement très-peu sensible à

1. *Bulletin de la Société médicale homœopathique de France*, t. IV, n° 12, p. 725.

l'action médicamenteuse, ce dont il faudrait peut-être le féliciter, car il m'a semblé qu'en général ce peu d'affectibilité témoignait d'une santé robuste. Mais il est toujours fâcheux de voir en soi le monde entier et de fixer pour limites aux perceptions possibles celles de ses propres perceptions. Je ne doute pas un instant, quant à moi, que si M. Crétin, à l'exemple de Pétroz, son maître vénéré, se fût imposé le devoir, comme je l'ai fait moi-même, de consacrer plusieurs années de sa vie à l'expérimentation physiologique des médicaments infinitésimaux, *sur des sujets choisis,* la singulière concordance des observations qu'il eût ainsi recueillies, lui eût fait des convictions tout autres que celles qu'il professe; à moins pourtant qu'on n'admette, et rien n'est d'ailleurs plus admissible, qu'on puisse être tout à la fois un homme de beaucoup d'esprit, un écrivain de talent et un observateur médiocre [1]. Quoi qu'il en soit, comme les erreurs de

1. Un des écrivains les plus éminents de la presse médicale se trouvait un jour dans une réunion de personnes instruites où l'on s'amusait à regarder des insectes au microscope. Pour l'instant il s'agissait d'une puce, et sept ou huit observateurs avaient déjà successivement constaté sur le flanc de cet insecte une tache oblongue que tous décrivaient de la même façon et dont on se demandait la raison d'être, quand vint le tour de notre écrivain. Il mit son œil à la lentille, regarda assez longtemps et déclara tout net qu'il ne voyait point de tache et que cette tache n'existait point. Surprise générale; on se regarde tout ébahi; nouvelles observations pourtant plus attentives encore de chacun, et mêmes résultats pour tous :

M. Crétin sont d'autant plus regrettables et d'autant plus dangereuses qu'il apporte plus d'ardeur et plus de talent à leur propagation, il n'est pas sans importance qu'elles soient démontrées, bien que tous les homœopathes sachent d'avance à quoi s'en tenir sur ce point.

Nous ne savons pas au juste à quelles doses ont été expérimentés, par Hahnemann et ses élèves, les soixante-quatre médicaments, dont les pathogénésies forment les trois volumes (traduction de Jourdan) de la *Matière médicale pure*. Cependant, les conjectures que nous pouvons faire à cet égard s'éloignent peu de la certitude. Voici, en effet, ce que nous lisons dans l'*Organon* :

« Dans les expériences de ce genre (les expériences pathogénétiques), d'où dépendent la certitude de l'art de guérir et le salut de toutes les générations à venir, on n'emploiera que des médicaments qu'on connaisse bien, et à l'égard desquels on ait la conviction qu'ils sont purs, qu'ils n'ont point été falsifiés, qu'ils possèdent toute leur énergie.

» Chacun de ces médicaments doit être pris sous une forme simple et exempte de tout artifice. Pour ce

---

pour dix la tache est évidente et pour un seul invisible! Eh bien! ce dernier eût-il remis cent fois son œil à la lentille que très-probablement il ne s'en fût pas moins obstiné, et *de bonne foi*, dans sa négation.

qui est des plantes indigènes, on en exprime le suc, que l'on mêle avec un peu d'alcool, afin d'empêcher qu'il ne se corrompe. A l'égard des végétaux étrangers, on les pulvérise ou bien on en prépare une teinture alcoolique qu'on mêle avec une certaine quantité d'eau avant de la faire prendre. Les sels et les gommes, enfin, ne doivent être dissous dans l'eau qu'au moment même où l'on va en faire usage. Si l'on ne peut se procurer la plante qu'à l'état sec, et que de sa nature elle ait des vertus peu énergiques, on l'essaie, sous la forme d'infusion, c'est-à-dire qu'après l'avoir hachée menu, on verse dessus de l'eau bouillante dans laquelle on la laisse plongée pendant quelque temps; l'infusion doit être bue immédiatement après sa préparation et tandis qu'elle est encore chaude ; car tous les sucs de plantes et toutes les infusions végétales auxquels on n'ajoute point d'alcool, passent rapidement à la fermentation, à la corruption et perdent ainsi leur vertu médicinale [1]. »

Ce passage est fort explicite et le devient plus encore si on le rapproche des préliminaires de plusieurs des pathogénésies de la *Matière médicale pure*, notamment de celle de l'acétate de chaux et de l'or. Nous pouvons donc en induire, sans crainte de nous tromper, que les premiers médicaments expérimentés par

[1]. *Organon*, p. 191.

16

Hahnemann l'ont été à petites *doses massives* [1]. Il est même à présumer qu'à cette époque, le fondateur de l'homœopathie n'avait pas encore découvert la loi de la dynamisation des médicaments, loi surprenante que vraisemblablement il ne trouva qu'en cherchant, durant le cours même de ses expériences, à atténuer de plus en plus les doses qu'il essayait. C'est au moins ce qui semble se déduire assez naturellement du paragraphe suivant de l'*Organon*, qui se trouve deux ou trois pages après celui qui vient d'être rapporté :

« Les observations les plus récentes ont appris que les substances médicinales ne manifestent pas à beaucoup près la totalité des forces cachées en elles, lorsqu'on les prend à l'état grossier, ou telles que la nature nous les offre. Elles ne déploient complétement leurs vertus qu'après avoir été amenées à un haut degré de dilution par le broiement et les succussions, mode très-simple de manipulation qui développe, à un point incroyable, et met en pleine action leurs forces jusqu'alors latentes et en quelque sorte plongées dans le sommeil. Il est reconnu aujourd'hui que la meilleure manière d'essayer, même une substance réputée faible, consiste à prendre pendant plusieurs

---

1. *Dose massive*, c'est-à-dire *dose pondérable*, par opposition à la *dose infinitésimale*, qui ne peut être pesée. Exemple : 10 gouttes de bryone, T. M., *dose massive*, 10 gouttes de bryone, 3me dil., dose infinitésimale.

jours de suite quatre à six globules imbibés de sa trentième dilution, qu'on humecte avec un peu d'eau et
qu'on avale à jeun.

» Si une pareille dose ne produit que de faibles effets.
on peut, pour rendre ceux-ci plus prononcés, ajouter
chaque jour quelques globules, jusqu'à ce que le
changement devienne appréciable. Car le médicament n'affecte pas tout le monde avec la même
force, etc., etc. [1] »

N'est-il donc pas infiniment probable que Hahnemann s'est conformé à ce dernier mode d'expérimentation, qu'il dit être le meilleur, au moins pour plusieurs des médicaments dont les pathogénésies figu-
rent dans son *Traité des maladies chroniques*, tels que
le lycopode, la sépia, etc., et cela d'autant plus
qu'à l'égard de quelques substances, telles que la silice
et le carbonate de chaux, il est difficile d'imaginer
comment il aurait pu procéder d'une manière diffé-
rente ? N'est-il pas surtout infiniment probable que
ses disciples et passionnés admirateurs, Gross, Stapff.
Héring, Hairtlaub, Trink, etc., à qui nous devons
d'excellentes pathogénésies, telles que celles du corail.
de l'acide fluorique, du lachésis, du crotal, etc., etc..
ont suivi de point en point dans leurs recherches les
préceptes du maître? Je déclare que, pour mon

1. *Organon*, p. 199.

compte, mes expériences personnelles m'ont depuis longtemps édifié à cet égard. Mais j'en arrive à Pétroz, et nous passons ici de l'infiniment probable à l'entière certitude. *Je puis affirmer en toute assurance que les médicaments dont Pétroz nous a laissé les pathogénésies, ont été (ceux au moins que je vais citer) exclusiment expérimentés à l'état de dilution.* Et, sur ce point, M. Crétin lui-même ne saurait être mieux renseigné que je ne le suis, attendu que j'ai contribué pour ma part aux pathogénésies d'*Allium sativum*, de *gadus*, et surtout d'*Asterias rub.*; celle d'*allium*, telle que je l'ai publiée *sur les notes manuscrites de Pétroz*, complétées par les miennes[1], a été obtenue *avec la sixième dilution*; celle de *gadus*, à laquelle je n'ai fourni que quelques symptômes, avec la *trentième*; celle *d'asterias*, à laquelle j'ai largement contribué avec l'aide de plusieurs de mes amis et aussi, je crois me le rappeler, de M. le docteur Molin, *avec la vingt-quatrième*; enfin, celle de *Murex purpurea*, médicament que je n'ai pas personnellement expérimenté, avec la *quatrième*. Pour cette dernière, l'ouvrage posthume d'Antoine Pétroz vient à l'appui de mon assertion. Ouvrons, en effet, les *Études de thérapeutique et de matière médicale* à la page 66 des *Pathogénésies* et nous trouvons à l'article Murex purpurea :

---

1. *Systématisation de la matière médicale homœopathique.*

« Femme de quarante-six ans ; constitution nerveuse, très-impressionnable, mais de bonne santé.

» Une dose de murex, *un décigramme* QUATRIÈME, a été prise dans six cuillerées d'eau ; la première cuillerée le 5 janvier au soir, etc. » SUIT LA LISTE DES SYMPTOMES PATHOGÉNÉTIQUES.

Il n'y a donc pas de milieu :

Ou des médicaments à la quatrième, à la sixième, à la vingt-quatrième et à la trentième dilution, ont pu produire des effets pathogénétiques assez prononcés pour qu'il ait été possible d'en induire à peu près toutes leurs vertus médicinales et, par conséquent, sont susceptibles de donner lieu, dans les conditions que j'ai précisées, à l'aggravation médicamenteuse, ainsi que l'ont constaté Hahnemann et ses élèves, puis Pétroz, Molin père, Gueyrad aîné, Tessier, etc., MM. Quin, Nûnez, Davet, Léon Simon père et fils, Chanet, Milcent, Jousset, Love, Serrand, Delavallade, Castaing, Dours, Malaper du Peux, et plusieurs centaines d'autres, car je cite au hasard parmi les praticiens dont s'honore le plus l'école homœopathique ;

Ou les pathogénésies de *calcarea*, de *silicea*, de *corallia*, de *lachésis*, d'*allium*, de *gadus*, d'*asterias*, de *murex*, etc., etc., ne sont que d'insignes mystifications et nous en sommes réduits à ne voir dans leurs auteurs que d'ineptes visionnaires, sinon même pis encore.

16.

Je livre ce dilemme aux méditations de M. le docteur Crétin.

DE LA POSOLOGIE

La puissance pathogénétique des médicaments infinitésimaux est admise, comme nous l'avons dit, par l'immense majorité des homœopathes; leur action thérapeutique est admise par tous, sans exception. Il y a donc là une vérité expérimentale, indépendante de toute théorie, dont la constatation universelle exigera plus ou moins de temps, dont les avantages pourront être discutés et même contestés, mais que nous n'avons pas la crainte de voir périr jamais.

Cette découverte de l'action médicinale des infinitésimaux, comparable aux plus ingénieuses applications qu'on ait jamais faites des agents impondérables, non moins surprenante que la photographie, le télégraphe électrique, etc., et se rattachant peut-être aux mêmes lois, est sans contredit la plus extraordinaire de toutes celles que puissent revendiquer les sciences médicales. A elle seule, cette découverte serait dix fois suffisante pour immortaliser le nom de Hahnemann. Et cependant rien ne pourrait m'ôter de l'esprit que si, au lieu de la faire connaître de prime abord à ses contemporains, Hahnemann l'eût consignée, avec tous les documents qui s'y rattachaient, dans un manuscrit spécial dont il eût prescrit la publication vingt ou trente ans après sa mort, l'homœopathie serait aujourd'hui la médecine universelle. Et je dis l'homœopathie, à peu de chose près, telle que la conçoivent et la pratiquent les plus religieux observateurs des doctrines hahnemanniennes. Telle fut, en effet, devenue, je le présume, en très-peu d'années la popularité de son fondateur, telle eût été la diffusion de ses principales idées et surtout de sa matière médicale, que, protégée par l'immense autorité qu'il eût infailliblement acquise, la loi des infinitésimaux qui, dès le principe, fut la seule cause des orages soulevés contre l'ensemble de sa doctrine, eût été, vingt-cinq ans après sa mort, accueillie avec étonnement sans doute, mais sans aucune répugnance.

Si, d'ailleurs, on me pose cette question : La pratique de l'homœopathie eût-elle été possible sans le secours des infinitésimaux? je n'hésite pas à répondre : Oui. Au moins faut-il reconnaître que telle qu'elle eût été, si incomplète qu'elle eût été, elle eût encore constitué une réforme radicale, immense, et contre laquelle n'aurait pas tenu dix ans la plus accréditée des anciennes doctrines. Le moment était, on le sait, d'autant plus propice à cette grande innovation, que le système de Broussais, qui lui-même n'était pas né viable, avait largement préparé les voies à la nouvelle thérapeutique, en faisant table rase de l'ancienne.

1° La loi d'analogie ou de similitude, puisque le mot est consacré, ayant ses racines dans la tradition, et n'offrant rien en soi qui répugnât à la raison du commun des hommes. n'aurait eu. contre elle que les protestations des esprits faux, dont l'expérimentation sur une grande échelle eût promptement fait justice.

2° La polypharmacie, tuée par Broussais, n'avait plus aucune chance de renaître.

3° L'habitude des petites doses se serait propagée d'autant plus vite qu'on n'aurait pas manqué d'en constater les avantages. D'autre part, l'abus des doses fortes, en donnant lieu à des effets pathogénétiques. aurait du moins contribué au perfectionnement de la matière médicale pure.

4° Enfin, la découverte de la puissance des infini-tésimaux, publiée en temps opportun, au lieu d'en-traver comme elle l'a fait ce grand mouvement scien-tifique, l'eût trouvé aux trois quarts accompli et l'eût complété, car il est peu probable, je le répète, qu'elle eût alors rencontré une opposition sérieuse.

Mais était-il possible qu'il en fût ainsi ? Le fonda-teur de l'homœopathie pouvait-il scinder son œuvre, et en la scindant ne risquait-il point de la gâter? Étions-nous, d'ailleurs, en droit d'attendre de lui qu'il renonçât, de son vivant, à l'honneur d'avoir fait une admirable découverte pour ne s'en réserver que la gloire posthume? Enfin, est-il bien sûr que les choses se fussent passées comme je le suppose, si Hahnemann, se sacrifiant à l'avenir de son œuvre, eût agi conformément à mon hypothèse? Toutes questions qu'il serait aujourd'hui superflu de débattre. Acceptons donc la situation qui nous a été faite par la force des choses. Les hommes de génie ouvrent les voies nouvelles, la tâche de leurs successeurs est de les déblayer. Pionniers de la science, unissons nos efforts et luttons avec courage, sans regarder derrière nous : le temps fera le reste.

Je vais rapidement examiner avec impartialité, autrement dit avec l'indépendance d'esprit dont il me serait impossible de me départir, cette question des doses dont, autant que qui que ce soit, je reconnais l'importance, mais à laquelle, cependant, il serait dangereux, selon moi, de laisser jouer le principal rôle dans la doctrine homœopathique.

Hahnemann ne se servait que des globules imbibés de la douzième à la trentième dilution, le plus souvent de la trentième. Il n'en donnait qu'un seul à la fois et, dans le principe, il proscrivait la répétition des doses d'un même médicament. Cette manière de procéder concordait logiquement avec sa théorie de la substitution de la maladie médicamenteuse à la maladie naturelle. Celle-ci n'existant plus dès l'instant où l'autre s'était emparée de l'organisme, il n'y avait plus qu'à attendre la réaction de ce dernier contre la maladie médicamenteuse qui, elle-même une fois dissipée, ne devait plus laisser après elle que la santé parfaite. Mais cette théorie de la substitution était fausse : je l'ai démontré et j'y reviendrai encore. Aussi Hahnemann se vit-il obligé de répéter les doses, si ce n'est dans les cas d'affections très-légères où une seule suffisait à amener la guérison. Dans les maladies chroniques, il donnait le soufre à dix ou douze jours d'intervalle [1]; le foie de soufre calcaire, à quinze jours d'intervalle; la silice et la sépia à des intervalles plus longs encore.

« Dans les maladies aiguës, dit-il, l'intervalle à laisser entre les doses du remède convenablement choisi, se règle d'après la marche plus ou moins rapide de l'affection, en sorte que l'on peut, s'il est nécessaire, les répéter au bout de vingt-quatre, seize, douze, huit, quatre heures, ou même plus tôt, lorsque le médicament améliore l'état sans obstacle, sans produire de nouveaux accidents, mais ne le fait pas d'une manière assez prompte, eu égard à la rapidité et au danger de la maladie; de sorte que dans la maladie la plus promptement mortelle qu'on connaisse, le choléra, il faut administrer au début, toutes les

----

1. *Matière médicale pure*, t. I, p. 91.

cinq minutes, une à deux gouttes de dissolution éten-
dues de camphre, si l'on veut procurer des secours
prompts et certains, et que, dans le choléra plus
avancé, on doit prescrire également des doses de
cuivre, d'ellébore blanc, de phosphore, etc. (à la
trentième dilution), souvent toutes les deux ou trois
heures, même de l'arsenic, du charbon de bois, etc.,
à des intervalles non moins rapprochés [1]. »

Cette posologie, que de nos jours, surtout dans les
maladies chroniques, ne suivent plus guère les homœopathes, semble même étonner beaucoup quelques-uns d'entre eux qui se trouveraient pourtant, je
le suppose, assez embarrassés peut-être s'il leur
fallait dire pourquoi.

Hahnemann, avec ses globules pris ou même
flairés à quinze jours d'intervalle, dans les maladies
chroniques, obtenait-il réellement des succès? Pour
moi, ça n'est pas douteux, attendu l'extrême habileté
avec laquelle, nous le savons tous, il choisissait le
médicament. Cependant ses disciples ont peu tardé
à reconnaître qu'une semblable méthode mettait la
patience des malades à de telles épreuves, qu'elle
n'était guère praticable. Ajoutons que, pour tous ceux
qui n'étaient point initiés à la pensée intime du fondateur de l'homœopathie, elle était absurde; je dirai

1. *Matière médicale pure*, p. 92.

plus : à l'exception d'un très-petit nombre de penseurs assez profonds pour la comprendre, tout le
monde devait la trouver telle. Ce fut en effet ce qui
arriva, et sans d'admirables cures qui, si incompré-
hensibles qu'elles fussent pour le vulgaire, ne laissaient pas que de donner aux apparences d'éclatants
démentis, l'homœopathie serait morte en naissant. Je
n'ai donc point à me demander si, dans les maladies
chroniques, il était possible de faire mieux que ne
faisait Hahnemann, puisque ses disciples ont depuis
longtemps senti qu'il était nécessaire de faire autrement.

Mais dans les affections aiguës est-il bon de s'en
tenir, comme Hahnemann le prescrivait, à l'usage
exclusif des trentièmes dilutions? Je crois que peu de
praticiens sont aujourd'hui de cet avis.

Il est bien clair que, dans les maladies aiguës aussi
bien que dans les maladies chroniques, le choix du
médicament est le point capital. Il est bien clair, par
exemple, que dans tous les cas possibles un seul globule imbibé de la trentième dilution d'un médicament parfaitement homœopathique sera toujours et
de beaucoup préférable à cinquante gouttes de teinture mère d'un médicament mal choisi. Mais ce point
admis, qu'on a trouvé le *vrai* médicament, la teinture
mère ou les basses dilutions de celui-ci sont-elles
nécessairement et invariablement, chez tous les sujets

atteints de maladies aiguës, préférables à ses hautes dilutions? Pour mon compte, je le crois, sans en être irrévocablement convaincu. Il est rare, en effet, et non moins rare dans les maladies aiguës que dans les maladies chroniques, qu'on voie survenir une modification prononcée dans l'état du malade par le seul fait d'une simple modification de la dose. J'ai recueilli néanmoins quelques observations de ce genre et je veux en citer une :

Au mois de juillet 1849, je fus subitement atteint du choléra, qui faisait alors dans Paris d'énormes ravages. Vertiges, soif ardente, nausées, vomissements, coliques atroces, selles répétées coup sur coup, selles blanches, spumeuses, caractéristiques, froid général, sueur froide, teint cyanosé, tous les symptômes du choléra en un mot, moins les crampes que je n'eus pas, éclatèrent coup sur coup, et avec une promptitude d'autant plus alarmante peut-être qu'il n'y avait eu aucun prodrome. Je n'avais sous la main que de l'arsenic en globules à la trentième dilution. On en mit une douzaine de globules dans un verre et je commençai à prendre de cette potion une cuillerée à bouche de quart d'heure en quart d'heure. Mais, à chaque cuillerée que j'avalais, il y avait un spasme de l'estomac qui provoquait les nausées, ce qui d'ailleurs ne durait qu'un instant. Et ce spasme était bien l'effet du médicament, car l'eau simple ne le déterminait pas. Pétroz qu'on avait

fait prévenir arriva vers les six heures. Je lui expliquai ce que j'avais fait et ce que j'en éprouvais.
« L'arsenic, dit-il, est pourtant bien ce qu'il vous faut,
mais vous le prenez à doses trop faibles. » Il prescrivit
une potion avec deux gouttes de la douzième, et, en
effet, il n'y eut plus de spasmes et, à l'exception de la
diarrhée qui dura deux jours encore, tous les symptômes s'éteignirent en moins de quelques heures.

La dose eut donc ici une influence marquée. La
sixième ou la troisième dilution d'arsenic se seraient-
elles montrées plus efficaces encore que ne l'avait été la
douzième? c'est possible, mais je l'ignore. J'ai vu, dans
certains cas de choléra, le cuivre, et dans d'autres le
vératrum à la troisième dilution, donner des résultats
admirables. Mais, par contre, je me souviens très-bien
d'avoir vu un officier russe, grand partisan de l'homœopathie, traiter son domestique atteint d'un choléra presque foudroyant, uniquement avec des globules de vératrum à la douzième et réussir à merveille.
Le malade, quand j'arrivai, était hors de danger.
« Pas autre chose que cela », me cria-t-il en mauvais
français, et en montrant les globules de son maître :
« Je sens que ça me guérit. »

Et voilà ce qu'il en est à peu près partout pour les
doses : chacun a ses faits à l'appui de celles qu'il préfère. Parmi les homœopathes allemands, par exemple,
les uns assurent qu'on ne peut guérir qu'avec des

teintures mères et des troisièmes triturations, tandis que les autres ne voient de salut que dans les *six millièmes dilutions*.

Pétroz qui formulait, contrairement aux habitudes de Hahnemann, lequel, frondant les lois en même temps que les préjugés, distribuait lui-même ses médicaments, Pétroz, sauf dans quelques circonstances exceptionnelles et très-rares, ne s'éloignait guère dans sa pratique de la posologie hahnemannienne. « Sur la question des doses infinitésimales, dit M. le docteur Crétin [1], Antoine Pétroz n'avait qu'un but : atteindre expérimentalement à la précision ; qu'un parti pris : celui de combattre à outrance l'exagération dans un sens aussi bien que dans l'autre. » Or l'exagération, pour Pétroz, c'était d'une part l'emploi des teintures mères et des très-basses dilutions, car il ne descendait lui-même que très-exceptionnellement au-dessous de la sixième, et d'autre part l'emploi des millièmes, deux millièmes, trois millièmes dilutions, etc., que, dans un certain moment, quelques homœopathes prônaient à outrance comme s'ils y avaient vu une ère nouvelle pour la doctrine et la régénération de l'art médical. Je sais très-bien que, dès qu'on admet la trentième dilution, il devient difficile de ne pas admettre également la centième, la millième, etc. ; car,

1. Introduction aux *Études de matière médicale et de thérapeutique*, par Antoine Pétroz, p. 71.

si l'on se rend compte, par le calcul, de la quantité de matière médicamenteuse que contient une teinture alcoolique à la trentième dilution, on sent que cette transmission de force médicinale de dilution en dilution doit se rattacher à quelque loi inconnue dont les conséquences pourraient bien n'avoir point de limite. Mais enfin Pétroz, se fondant sur son expérience et sur les résultats que lui avaient donnés les dilutions hahnemanniennes, ne voyait point l'utilité des dilutions excessives et pensait avec raison que le progrès n'était pas là.

« Dans ses écrits, dans ses discours, dans ses observations cliniques, continue M. Crétin, il se maintient constamment dans cette réserve inflexible. Toutefois, j'ai hâte de le dire, dans sa pratique, sa prédilection est acquise, surtout depuis 1857, aux atténuations infinitésimales. Il emploie quelquefois la sixième, assez souvent la douzième, presque toujours la dix-huitième, la vingt-quatrième, et enfin principalement la trentième dilution. A mesure qu'il avance en âge, cette préférence devient plus marquée. Il déplore ce qu'il appelle mon penchant pour les basses dilutions et les teintures alcooliques; il le blâme comme une tendance fâcheuse; il le regarde comme une concession aux préjugés de mon éducation médicale; et d'un ton moitié sévère et moitié chagrin, il reproche à M. Cabarus de m'avoir gâté. Appelé en consultation, il prescrira encore dans la pneumonie les *antimoniaux* et l'*iode;* dans l'asthme, l'*ipécacuana* et l'*émétique* à la première trituration au dixième, un décigramme par jour; dans les affections syphilitiques, les *mercuriaux* et la *salsepareille,* comme je l'ai dit plus haut (les *mercuriaux* en trituration au dixième, la *salsepareille* en décoction), même l'*iodure de potassium* à la dose de dix à vingt centigrammes par jour; dans les faiblesses consécutives aux maladies aiguës, dans la convalescence difficile après le choléra, le *quinquina* en décoction ou en sirop, etc. Mais, rentré dans son cabinet, et par une sorte de réaction contre l'entraînement auquel il me voit céder avec peine, il se laisse aller avec une sorte de complaisance à sa propension pour les atténuations élevées. Elles deviennent pour lui l'objet d'une préoccupation telle, j'allais dire si exclusive, il leur accorde une confiance si entière, qu'il fait désormais de leur emploi une règle générale souffrant de moins en moins l'exception [1]. »

Ce passage est écrit, je n'en doute nullement, avec une entière sincérité. Et cependant il m'a causé, je ne saurais m'en défendre, une certaine surprise. Car on pourrait croire en le lisant, qu'à un moment avancé de sa carrière, avec l'âge et ses conséquences, Antoine Petroz aurait peu à peu contracté, en matière de

1. Introduction aux *Études de matière médicale et de thérapeutique,* par Antoine Pétroz, p. 71.

posologie, des opinions sensiblement différentes de celles qu'il professait antérieurement. Or, sans parler de mes premières relations avec Pétroz, qui remontaient assez haut, comme je l'ai raconté, de 1848 jusqu'à l'époque de sa dernière maladie, je n'ai jamais cessé de le voir assidûment, de profiter de ses conseils, d'observer sa manière de faire, de le questionner sur tous les points de notre doctrine. Trente ou quarante fois peut-être, nous nous sommes lui et moi trouvés en consultation. Il m'est arrivé une ou deux fois de le remplacer pendant ses absences. J'ai suivi bon nombre de ses malades. Plusieurs de ses clients, auxquels il portait un grand intérêt, sont même devenus les miens et me sont restés sur sa recommandation expresse. Lorsque je préparais ma *Systématisation de la matière médicale*, il a mis à ma disposition non-seulement tous les livres qui me manquaient et qu'il possédait, mais encore toutes ses notes manuscrites. Enfin, il m'a, dans l'occasion, soigné moi et les miens; j'ai donc pu connaître à fond sa manière de formuler. Eh bien! je déclare que toujours, en 1845, aussi bien qu'en 1848, aussi bien qu'à la fin de sa carrière, Pétroz était partisan exclusif, aussi exclusif qu'il est raisonnablement possible de l'être, de la médication infinitésimale et notamment des dilutions hahnemanniennes. Et si dans les dernières années de sa vie, si, à partir de 1857, puisque notre confrère assigne cette date, Pétroz, dans ses relations intimes avec M. Crétin, revenait souvent et avec une insistance particulière sur la question des infinitésimaux, c'est qu'il était sérieusement affligé, — et combien de fois, à cet égard, n'ai-je pas reçu ses doléances confidentielles! — de voir un médecin qu'il aimait et qu'il estimait, M. le docteur Crétin, que nous aimons et que nous estimons tous, parce que c'est un noble cœur et une belle intelligence, s'engager en thérapeutique dans une voie qu'il trouvait déplorable.

Quant aux *antimoniaux*, à l'*iode*, à l'*oxyde noir de mercure*, au *sulfate de quinine*, au *sirop de quinquina*, à l'*émétique au* 10mo, etc., il s'en servait, je ne l'ignore pas, comme nous nous en servons tous quand nous ne pouvons mieux faire, mais rarement, si rarement qu'on pourrait compulser, j'en suis certain, les registres de nos pharmacies, non pas seulement depuis 1857, mais depuis 1836, et que, sur mille ordonnances de Pétroz, on en trouverait une ou deux, trois ou quatre au pis aller de celles dont il s'agit. Je l'ai vu prescrire dans un cas de *pneumonie aiguë*, le phosphore à la 24mo, et cela réussit; dans un cas d'*hépatite aiguë*, le mercure soluble *à la* 30mo *et en globules*, et cela réussit; contre des lochies purulentes, chez une jeune femme accouchée depuis six semaines, le quinquina à la 12mo *et en globules*, et cela réussit. Gardons-nous donc de voir les règles habituelles de sa posologie dans d'imperceptibles exceptions. « Mon pauvre ami, me disait-il un jour en me parlant de ces dernières, il est des cas où à bout de moyens, nous nous laissons bon gré mal gré glisser dans l'empirisme; mais ce n'est pas la faute de notre méthode, c'est la nôtre à nous qui ne savons pas toujours assez bien nous en servir, ou, pour mieux dire, c'est la faute de notre matière médicale qui est encore incomplète et qui, telle qu'elle est, ne répond pas à tous les cas pathologiques pour lesquels on réclame nos soins. »

A ce propos, je dirai quelques mots de certains agents médicinaux que faute de mieux nous employons quelquefois à l'état brut, parce que, dynamisés, ils ne semblent plus répondre aux indications qui motivent leur emploi, de telle sorte qu'on serait tenté de croire à certaines lois d'exception, qui pourtant n'existent pas. Tels sont le fer, l'huile de foie de morue, le sulfate de quinine, le mercure, l'iodure de potassium et le seigle ergoté.

Je me défie des médicaments qui ne guérissent qu'à fortes doses, ce ne sont que des palliatifs; le soulagement qu'ils procurent n'est le plus souvent qu'illusoire; en réalité, ils ne guérissent point; car les maladies contre lesquelles on les administre reparaissent presque infailliblement au bout d'un temps donné; je vais expliquer pourquoi:

Toute maladie étant dynamique de sa nature, et ne

pouvant être autre chose, puisque sans cela elle ne serait plus que la maladie d'un cadavre, ce qui est dénué de sens, ne peut être modifiée dans son essence que par un agent également dynamique. Celui-ci, lorsqu'il lui est vraiment homœopathique, l'éteint dans sa cause première. Les autres médicaments, au contraire, ceux qui pour l'instant nous occupent, ne l'atteignent que dans quelques-uns de ses effets organiques, ou si l'on veut dans ses causes secondaires et contingentes, mais en en laissant subsister la cause première. La chlorose que je prendrai pour exemple, me servira, je l'espère, à faire bien comprendre ma pensée.

Le fer entre, comme on le sait, dans la composition atomique du corps humain. Il s'y rencontre en assez grande abondance, pour que, du produit de quelques saignées, il ait été possible, à l'aide de procédés chimiques, d'en extraire assez pour frapper une petite médaille à l'effigie du malade qui avait fourni le sang [1]. Le fer paraît former, avec le manganèse et quelques autres corps simples, la base des globules sanguins. C'est la présence de ces globules qui fait que notre sang qui, par lui-même, est aussi incolore que l'est celui des mollusques, nous paraît d'un rouge

---

1. Le malade était Orfila, saigné à outrance pour une attaque de choléra, ce qui prouve qu'il avait la vie dure. L'extraction du fer fut faite par son savant préparateur Barruel.

vif quand il provient des artères et noirâtre quand il sort des veines. Plus les globules sont abondants et plus le sang est coloré. Voilà pourquoi, le fer manquant ou n'étant plus en proportion voulue dans le sang des chlorotiques, celui-ci est décoloré, a perdu de sa densité, se rapproche en un mot plus ou moins du sang blanc des animaux inférieurs ; de là les *pâles couleurs* et tous les symptômes fâcheux qui les accompagnent.

Mais où l'organisme prend-il le fer qui se trouve dans notre sang? Il le prend et se l'assimile, en raison d'une force virtuelle qui est en nous (force vitale), dans les aliments que nous mangeons, dans les liquides que nous buvons, dans l'air que nous respirons; car partout il y a du fer et beaucoup d'autres substances encore, dont les plus habiles chimistes ne parviennent pas toujours à constater directement l'existence, le milieu dans lequel nous vivons étant tout composé d'infinitésimaux et les infinitésimaux seuls nous faisant ce que nous sommes. Mais, question qui au premier abord semble très-délicate et dont la solution n'est plus, pourtant, dès qu'on y réfléchit, que le corollaire de la précédente, pourquoi le fer vient-il à manquer dans le sang des chlorotiques qui se nourrissent des mêmes aliments, boivent les mêmes liquides et respirent le même air dont s'accommodent tant d'autres individus qui ne sont point

chlorotiques et ne montrent nulle tendance à le devenir? Parce que, chez les premiers, il y a perturbation
virtuelle de la force vitale, c'est-à-dire de cette force
qui préside à l'assimilation du fer, dans l'organisme
sain, et qui, ainsi désaccordé (phénomène primordial
qui à lui seul constitue la maladie), cesse d'agir ou
n'agit plus qu'incomplétement.

Voilà donc comment, selon le point de vue où nous
nous plaçons, l'observation des mêmes faits pathologiques, autrement dit des mêmes symptômes, peut
nous suggérer, à l'égard de la chlorose et d'une foule
d'autres maladies, deux appréciations très-différentes
et par suite deux modes de traitement qui ne sauraient se ressembler.

Ou la diminution du fer dans le sang sera considérée comme cause première de la chlorose et de tous
les accidents qui s'y rattachent, et, dans ce cas, la
thérapeutique, d'une simplicité sans égale, se réduira
à introduire dans l'organisme du fer sous toutes les
formes possibles et en aussi grande quantité que les
organes de la digestion pourront le supporter;

Ou la diminution du fer dans le sang des chlorotiques ne sera considérée que comme un des résultats
nécessaires d'un trouble spécifique de la force vitale,
cause première ou pour mieux dire essence même de
la maladie, et, dans ce cas, le médecin, tenant compte
de tous les symptômes de cette dernière et non pas

seulement d'un de ses phénomènes organiques, s'efforcera de découvrir dans la Matière médicale pure, livre sacré, comme dit Pétroz, auquel il faut toujours revenir, l'agent corrélatif et par conséquent curatif de l'état morbide qu'il aura sous les yeux. Je sais bien que le choix de cet agent curatif, subordonné à l'idiosyncrasie du sujet et à la forme particulière de la maladie, ne sera pas toujours sans offrir quelque difficulté. La pulsatille quelquefois, quelquefois encore le soufre, plus souvent peut-être le plomb, la bovista, le fer lui-même mais dynamisé, enfin d'autres médicaments encore pourront répondre ici, chacun d'eux suivant le cas, à la loi de similitude. C'est une nuance à saisir et par conséquent une étude à faire. Aussi des deux modes de traitement que je viens de signaler, suis-je bien sûr que la paresse et l'ignorance n'hésiteraient jamais à choisir le premier. Du fer, toujours du fer, c'est si facile à formuler. Mais quelle différence entre les résultats des deux médications !

La première, l'administration du fer réduit par l'hydrogène, du lactate de fer, ou de tout autre *ferrugineux*, lorsqu'elle ne donne pas lieu à des accidents graves, ce qui n'arrive que trop souvent,[1] semble,

---

1. J'ai vu deux fois, la première à Hondschoote, en consultation avec M. le docteur Delaroyère, la seconde en consultation avec M. le docteur Milcent, une péritonite mortelle, consécutive de l'abus des ferrugineux.

dans beaucoup de cas, soulager assez vite. Mais, à moins que, par un heureux hasard, le fer ne se trouve être précisément homœopathique à l'ensemble de la maladie, cette amélioration ne se maintient pas. La cause première subsistant, le métal, artificiellement introduit dans l'organisme, s'élimine dans un temps donné et ne se reproduit point; de telle sorte qu'on ne tarde pas à voir renaître peu à peu tous les symptômes de la chlorose qu'on croyait avoir guérie, symptômes qui presque toujours, cette fois, se montrent rebelles à la médication grossière qui paraissait en avoir triomphé. Qui d'entre nous n'a vu souvent de ces pauvres jeunes filles chlorotiques, à leur troisième ou quatrième rechute, et plus chlorotiques que jamais, en dépit des ferrugineux de toute sorte dont on n'avait presque pas cessé de les gorger pendant des années entières ?

La médication homœopathique, au contraire, lorsqu'elle a une fois réussi, a éteint la maladie dans son principe même, et l'on n'a plus désormais à craindre de la voir récidiver.

Des considérations analogues à celles auxquelles je viens de me livrer relativement au fer à haute dose, seraient évidemment applicables à l'huile de foie de morue, au mercure, à l'iodure de potassium et, qui plus est, au sulfate de quinine et au seigle ergoté.

L'huile de foie de morue contient, je le reconnais,

certains agents médicinaux qui, parfois, ont pu se trouver homœopathiques à la maladie contre laquelle on la prescrivait et la guérir dynamiquement. Mais administrée au hasard et sans règles précises, comme elle l'est presque toujours, il est extrêmement rare qu'elle agisse de cette façon. Le plus souvent, ainsi que le fer à hautes doses, elle n'a d'autre vertu que d'introduire artificiellement dans l'organisme certains éléments qui s'y trouveraient d'eux-mêmes sans le trouble dynamique qui entretient une assimilation vicieuse. L'huile de foie de morue rentre alors tout simplement dans la catégorie de certaines substances alimentaires, telles que le lait d'ânesse, le racahout des Arabes, les vins d'Espagne, etc. L'expérience ne prouve que trop combien les toux qu'elle fait cesser sont le plus souvent sujettes à retour.

Le mercure est quelquefois, mais non toujours, le spécifique de la vérole, car je soutiens qu'il n'existe point de spécifique absolu. Lorsque, dans un cas déterminé, il se trouve être réellement homœopathique à la maladie vénérienne, il la guérit très-vite, à toutes doses, et non moins bien à dose infinitésimale qu'à dose massive. Cela est si vrai que j'ai vu, à mon dispensaire, *corrosivus* 30me, faire disparaître, en moins de quinze jours, un chancre assez profond du gland, accompagné d'un bubon bilobé très-caractéristique. Lorsque au contraire le mercure n'agit en quelque sorte que chimiquement et par conséquent à hautes doses seulement contre certains symptômes de la syphilis, on peut tenir pour certain que celle-ci repullulera.

Même observation pour l'iodure de potassium, relativement aux symptômes secondaires et tertiaires sur lesquels le même médicament dynamisé est absolument sans action. Aussi Dieu sait si les exostoses, les gommes, les syphilides, etc., sont sujettes à retour !

Le sulfate de quinine est quelquefois, mais assez rarement peut-être, homœopathique à la fièvre intermittente des marais; je dis assez rarement, car il m'est difficile d'admettre que les variétés de fièvres paludéennes qui cèdent en quelques jours à l'action dynamique du plomb, de l'arsenic ou de l'ipéca à doses infinitésimales, soient aussi guéries *dynamiquement* par le sulfate de quinine ; celui-ci à hautes doses, mais à hautes doses seulement, jouit, je ne saurais dire pourquoi, de la propriété de rompre la périodicité des accès et de modifier secondairement la cachexie paludéenne, comme le fer modifie la cachexie chlorotique. Mais si l'action du sulfate de quinine dans la fièvre intermittente n'est point une action dynamique, celle-là, surtout dans les contrées marécageuses, doit être fort sujette à retour; et c'est en effet ce qui a lieu « Les fièvres que j'ai guéries, me disait récemment un excellent praticien rural, M. Langlet de Barleux, ne reviennent jamais, tandis que

celles qu'on a traitées avec le sulfate de quinine reviennent presque toujours. »

Je suis bien obligé de croire que, dans certains cas
au moins, le seigle ergoté peut, à doses infinitésimales, arrêter les pertes utérines, et, qui plus est, les
arrêter mieux qu'il ne le fait à doses massives, car
c'est une observation de ce genre qui m'a, pour la
première fois prouvé la puissance des infinitésimaux.
Mais depuis, l'expérience m'a démontré que le fait
dont il s'agit était exceptionnel, et qu'en général la
puissance hémostatique du seigle ergoté en dilution
est extrêmement douteuse. Tout le monde connaît
l'action physiologique de ce médicament sur l'utérus ;
il provoque les contractions de sa tunique musculaire et arrête quelquefois, de cette façon, les hémorrhagies consécutives à l'accouchement, mais il n'est
pas possible de voir là un phénomène homœopathique.
Aussi les pertes arrêtées par le seigle ergoté ne le
sont-elles souvent que pour un laps de temps très-
court. Au surplus, la pathogénésie du seigle ergoté
est encore à faire à peu près en entier.

J. P. Tessier, médecin savant, diagnosticien de premier ordre, esprit de haut vol et essentiellement géné-
ralisateur, mais venu tardivement à l'homœopathie,
Tessier cherchait sa voie en matière médicale, lorsque
la mort l'a frappé. Dans ses formules, il parcourait,
sans règles bien arrêtées, toute l'échelle posologique.

depuis les teintures mères inclusivement, jusqu'aux millièmes dilutions, dont il avait la certitude d'avoir obtenu des effets thérapeutiques. « Mais, me disait-il un jour, c'est à la sixième dilution que les médicaments donnent tout ce qu'ils peuvent donner. » C'était là une de ces conjectures auxquelles il ne faudrait pas attacher plus d'importance que, j'ai lieu de le penser, il n'y en attachait lui-même. Ma conviction à cet égard est qu'il n'y a rien d'absolu. La puissance médicamenteuse, à telle dilution donnée, semble varier singulièrement, non-seulement suivant les médicaments, mais suivant les maladies et suivant les malades.

Tessier admettait l'aggravation médicamenteuse par les infinitésimaux, et il m'en a cité plusieurs exemples. Un fait de ce genre, dont nous fûmes témoins lui et moi, m'est resté dans la mémoire.

Un jour Tessier m'avait fait appeler en consultation dans une grande famille russe dont il était le médecin, pour une petite fille atteinte d'une affection cérébrale.

Cette enfant, qui était âgée de quatorze mois, bien qu'elle parût à peine en avoir huit, tant elle était frêle et chétive, avait eu quelques convulsions des yeux, suivies de somnolence. Tessier, qui la traitait depuis trois jours, avait prescrit, contre cet état semi-comateux, *stramonium* 3ᵐᵉ, deux gouttes dans une potion

de 100 grammes, à prendre, par cuillerée à café,
d'heure en heure. Telle était la médication suivie, depuis l'avant-veille, lorsque je vis l'enfant pour la
première fois. *Bellad.*, je ne sais plus à quelle dose,
avait été dans le principe donnée sans résultat. *Stra-*
monium n'avait pas, il s'en fallait bien, produit d'amélioration. Il n'était pas survenu, il est vrai, de nouvelles convulsions, mais la stupeur persistait; il y
avait de fréquents soubresauts, et, de temps en temps,
la petite malade, qui était d'une grande pâleur (son
teint habituel), ouvrait brusquement les yeux, en
poussant un faible cri et en agitant ses petits bras
tremblotants, comme si elle avait eu peur de quelque chose. Du reste, pas de vomissements; sensibilité
intacte; urine assez abondante; suppression des
garde-robes depuis le commencement de la maladie.

—Eh bien! me dit Tessier, lorsque nous nous fûmes
retirés seuls dans le salon qu'on nous avait réservé,
que pensez-vous de ceci?

— Rien de bon, lui répondis-je; nous avons là une
enfant cacochyme qui ne tient à la vie que par un
fil, lequel, ma foi, pourrait bien se rompre sans
m'étonner beaucoup. Mais croyez-vous fermement à
une méningite?

—Fermement? dit Tessier avec son fin sourire, vous
en parlez tout à votre aise. Il y a bien quelque chose

comme cela, je le suppose, mais ou voulez-vous puiser en pareil cas des éléments de certitude?

— Eh bien, dis-je à mon tour, de deux choses l'une:
ou cette petite fille a une méningite ou elle n'en a
pas; si elle n'en a pas, il n'y a pas grand inconvénient
à suspendre pendant un jour toute espèce de médication; si elle en a une, l'inconvénient est moindre
encore, car, avec sa constitution, elle est perdue sans
ressource. A vous dire vrai, ajoutai-je, cette petite
malade a tellement les symptômes de *stramonium* que
si elle ne l'avait pris, je vous proposerais de le lui
donner; mais comme elle vient de le prendre et à
doses un peu fortes et surtout un peu rapprochées,
je crains que nous n'ayons là des effets médicamenteux.

—Ce n'est pas impossible, dit Tessier que j'ai toujours trouvé en consultation l'homme le plus conci-
liant du monde et qui, nonobstant son grand savoir ou
pour mieux dire en raison même de son grand savoir,
savait au besoin douter, attendons les événements et
retrouvons-nous ici demain à l'heure qu'il vous plaira.

Le lendemain amélioration notable; l'état soporeux
est moins prononcé; l'enfant se réveille fréquemment et sans cri; le tremblement des mains n'existe
plus.

— Même prescription qu'hier? me dit Tessier, qui
du premier coup d'œil constate l'amélioration.

— C'est ce que j'allais vous proposer.

Le surlendemain l'enfant est mieux encore : elle prend deux fois de la bouillie. Nous conseillons le grand air. Bref, en quatre ou cinq jours, rétablissement complet.

« *Vous aviez mis le doigt dessus*, me dit Tessier, en me racontant cette guérison, cinq ou six semaines après ; c'était bien, ma foi, je n'en saurais douter, de *l'aggravation médicamenteuse.* »

Les élèves de ce grand médecin, MM. Frédault, Maillot, Jousset, Hermel, Milcent, Ozanam, etc., médecins très-distingués eux-mêmes, ont franchement adopté la posologie infinitésimale et paraissent s'en applaudir tous les jours de plus en plus.

Le docteur Davet, qui a débuté sous les auspices de Pétroz, est constamment resté fidèle à la posologie de son maître et c'est à l'emploi exclusif des infinitésimaux qu'il doit, en grande partie, la nombreuse clientèle qu'il a depuis vingt ans.

MM. Chanet, Chargé, Blot, Bordet, Léon Simon père et fils, Love, Le Thiers, Desprez, etc., etc., ne sortent guère dans leur pratique des dilutions hahnemanniennes.

Mon vénérable ami Delavallade d'Aubusson, un de nos meilleurs praticiens et l'homme le plus estimé de son département, les docteurs Dours, à Amiens, Malaper du Peux, à Lille, Castaing, à Toulouse, etc., sont

encore dans les mêmes errements, ce qui ne les
a pas empêchés d'obtenir souvent de magnifiques résultats.

M. le docteur Cabarus, esprit sagace et pratique, se
sert tantôt des dilutions, tantôt des teintures mères,
mais toujours aux faibles doses d'une ou deux gouttes
pour une potion.

M. le docteur Crétin affirme que « dans l'immense
majorité des cas, le médicament, pour être efficace,
ne doit pas atteindre la dose pathogénétique, et
qu'au-dessous de cette dose expérimentalement pré-
cisée, il produit d'autant mieux ses effets curatifs
qu'il s'en rapproche davantage. » En conséquence,
M. Crétin, qui en définitive ne paraît pas avoir de
parti pris, car il emploie non-seulement les triturations mais encore les dilutions, leur préfère cependant les teintures mères, toutes les fois que la nature
du médicament les comporte, et les prescrit à la dose
de 20 à 50 gouttes par potion. Cette pratique, que
je ne saurais approuver, et à laquelle je ne déses-
père point de voir un jour notre excellent confrère renoncer, se fonde uniquement sur la fausse
idée que se fait M. Crétin de la dose pathogénétique.

Enfin, M. le docteur Curie, qui lui m'étonnerait
fort s'il changeait jamais d'opinion, attendu qu'en
toute matière il ne paraît ajouter foi qu'à son propre

témoignage, M. Curie exagère encore et de beaucoup la posologie de M. Crétin [1].

Quant à moi, *je suis partisan exclusif et dans tous les cas des infinitésimaux*, ou, pour mieux dire :

Je crois fermement que *l'usage exclusif et dans tous les cas des infinitésimaux est* L'IDÉAL *vers lequel nous devons tendre*. Je vais dire pourquoi.

Beaucoup de personnes étrangères aux études médicales et, qui plus est, beaucoup de médecins qui ne possèdent pas la moindre notion de la doctrine de Hahnemann, s'imaginent volontiers que l'homœopathie consiste surtout, pour ne pas dire uniquement, dans l'emploi thérapeutique des infiniment petits. C'est là une erreur grossière que nous ne saurions trop nous attacher à faire disparaître de l'opinion publique.

Celui-là, pour moi, fait de l'homœopathie, sciemment ou sans s'en douter, peu importe, car là n'est pas la question, je ne dirai pas qui traite mais qui guérit et qui guérit promptement :

Une contusion de la tête avec cinq ou six infusions de fleurs d'arnica ;

1. Si, comme je n'en doute pas, M. le docteur Curie possède le don de charmer la clientèle, nous lui devons cette justice de reconnaître que ce n'est point par la saveur agréable de ses médicaments. *Cinquante gouttes*, et à plus forte raison *cent gouttes* de teinture mère de noix vomique dans une potion, sont, ainsi que je m'en suis assuré, plus que suffisantes pour communiquer à celle-ci une saveur exécrable.

Une méningite aiguë avec 5 centigrammes d'extrait de belladone ;

Un accès d'hystérie avec une infusion des feuilles de la même plante ;

Un embarras gastrique avec 30 grammes de sulfate de magnésie ;

Une diarrhée bilieuse avec des infusions de camomille ;

Un état comateux avec 10 centigrammes d'opium ;

Un delirium tremens avec 30 centigrammes du même médicament ;

Une pneumonie aiguë avec 30, 40, et même 60 centigrammes, un gramme, etc., de tartre stibié ;

Une fièvre intermittente, avec 10 centigrammes d'acide arsénieux, etc., etc.

Je dis, ne l'oublions pas, qui *guérit* et non pas seulement *qui traite*, car, en se contentant de la tradition empirique, il pourrait fort bien traiter, sans les guérir, et, qui plus est, en les aggravant de la façon la plus désastreuse, la plupart des maladies que je viens de nommer, en administrant contre chacune d'elles, aux doses sus-mentionnées, le médicament juxtaposé à leur désignation.

Mais, avant d'aller plus loin et pour donner à mon idée toute l'évidence qu'elle peut avoir, qu'il me soit permis de revenir sur ce remarquable phénomène de la *tolérance* dont les médecins italiens, Rasori,

Tomasini, Giacomini etc., nous ont donné de si fausses explications.

Je ne sais plus lequel des contro-stimulistes qui, confondant, comme l'ont toujours fait les médecins de toutes les écoles, l'action physiologique des médicaments avec leur action thérapeutique, a, le premier, proclamé que l'émétique qui fait vomir à la dose de 5 centigrammes, ne provoquait plus le vomissement à la dose d'un demi-gramme. Accréditée par les faits empruntés à la clinique des rasoriens et qu'on vit se reproduire en France, cette bourde passa vite de bouche en bouche et ne tarda guère à prendre droit de cité, parmi toutes celles du même genre dont se compose le bagage de la vieille médecine. Et notez bien qu'elle n'était pas même justifiée en pathologie par la clinique des contro-stimulistes. Comment, en effet, administraient-ils dans la pneumonie le tartre stibié à haute dose? En faisaient-ils prendre au malade un gramme ou seulement un demi-gramme d'un seul coup? Ce n'est point du tout ainsi que les choses se passaient, car des revers épouvantables eussent bientôt discrédité leur méthode. On prescrivait, et je l'ai fait moi-même en mon temps, 10 ou 12 grains de tartre stibié dans 6 onces d'infusion de feuilles d'oranger. Pourquoi de feuilles d'oranger? Je n'en sais rien: c'était la mode. Mais de cette potion le malade devait prendre une cuillerée de deux heures en deux heures, ou tout au plus d'heure en heure, si la tolérance s'établissait. Or, si la médication devait réussir, la tolérance s'établissait presque toujours de prime abord, c'est-à-dire que souvent — je suis en mesure de l'affirmer parce que je l'ai vu et bien vu — la première cuillerée de potion qui, en définitive, ne contenait qu'un grain (5 centigrammes) d'émétique, ne provoquait pas de vomissements, et, dans quelques cas, à la vérité plus rares, pas même de nausées. L'absence des vomissements chez les pneumoniques, traités *avec succès* par le tartre stibié, ne tenait donc pas, comme on l'a dit, à l'élévation de la dose, puisque cinq centigrammes de ce médicament représentent, tout aussi bien pour les rasoriens que pour les médecins des autres écoles, une dose vomitive. Mais, si la tolérance ne s'établissait point dès la première cuillerée de potion, survenaient les vomissements et peu à peu la diarrhée : *symptômes qui allaient s'aggravant, à chaque nouvelle fraction du remède administré*, de telle sorte qu'il fallait bientôt renoncer au traitement par l'émétique, et alors : sauve qui peut! le pauvre malade, plus malade que jamais, s'en tirait comme il le pouvait et s'il le pouvait.

Ah ! messieurs les contro-stimulistes, vous avez fait cette admirable découverte : l'émétique à haute dose ne provoque plus le vomissement! Mais comment se fait-il que vous n'ayez point ajouté que l'opium qui,

à ce qu'on prétend, fait dormir, et qui, en réalité, peut
plonger un homme sain dans le *coma*, produit justement le contraire à doses élevées, puisqu'il guérit
alors, sans l'endormir, un ivrogne en proie au *delirium tremens?* Comment se fait-il enfin qu'il ne se soit
point encore rencontré parmi vous quelque rêveur
assez hardi pour soutenir qu'à dix centigrammes par
jour, l'arsenic n'a plus pour effet que d'éclaircir le
teint et d'aiguiser l'appétit? La clinique de M. le docteur Boudin, esprit éminent et médecin en chef de
notre armée, fournirait au besoin à l'appui de cette
thèse des arguments spécieux.

M. le docteur Boudin qui traite, comme on le sait,
toutes les fièvres intermittentes par l'acide arsénieux,
dont en somme il n'obtient pas, nonobstant cette application beaucoup trop générale pour n'être point
abusive, des résultats bien inférieurs à ceux du sulfate
de quinine, M. Boudin m'invita un jour à venir constater, à l'hôpital du Roule, les effets de sa médication.
J'acceptai avec reconnaissance et je vis, dans les salles
de notre savant confrère, exactement ce que je m'attendais à y voir. Il y avait là une douzaine de fiévreux,
de même âge à peu près, mais tout naturellement de
constitutions différentes, et qui, bien que tous atteints
de la même affection nominale, ne présentaient pourtant pas tous le même ensemble de symptômes. Le
type même de la fièvre, l'heure des accès, l'intensité

de la soif, pendant ou après le frisson, etc., etc., va-
riaient, sensiblement d'un malade à l'autre. Mais,
malgré ces dissemblances, ils étaient tous traités par
l'acide arsénieux. A la requête de M. Boudin, je les
interrogeai et les examinai soigneusement l'un après
l'autre, et voici ce que je constatai :

Sur les douze malades, six ou sept au moins présentaient, de la façon la plus tranchée, les effets pathogénétiques de l'acide arsénieux (nausées, coliques, diar-
rhées, sueur froide, vertiges, angoisse précordiale, etc.).
Devaient-ils guérir à ce prix de leur fièvre intermittente? C'est ce que je m'abstiendrai de décider. Mais,
à coup sûr, chez eux il n'y avait pas tolérance, et
M. Boudin, qui le reconnut, prescrivit en ma présence
la suspension du médicament. Quant aux autres, dont
deux au moins, autant qu'il m'en souvient, avaient
pris le jour même *dix centigrammes* d'arsenic, ils ne
présentaient pas la moindre trace d'effets médicamenteux. Leur fièvre avait cessé : ils se sentaient heureux;
ils mangeaient, buvaient et dormaient, comme ils
l'eussent fait en bonne santé; la tolérance était complète.

— Vous le voyez, me dit M. Boudin, voilà comme
l'arsenic guérit quand il est supporté.

Ce à quoi je répondis :

— *Ce n'est pas quand il est supporté qu'il guérit; c'est
quand il guérit qu'il est supporté.*

Réflexion qui, pour être comprise, eût exigé un commentaire. Aussi mon savant confrère ne parut-il pas y prendre garde et nous n'eûmes pas dans la suite l'occasion de revenir sur ce sujet.

Eh bien ! du rapprochement de tous ces faits et de ceux que constatent tous les jours les médecins qui font usage des infinitésimaux, je conclus comme il suit :

Pour que deux maladies, l'une naturelle, l'autre médicamenteuse, s'éteignent réciproquement dans l'organisme, de manière à rétablir une santé parfaite, il n'est nullement indispensable qu'elles aient toutes deux la même intensité ; il suffit que l'une et l'autre aient exactement les mêmes symptômes ; d'où il suit :

1° Qu'une maladie naturelle, même d'intensité médiocre, peut être suffisante pour annihiler complétement les effets d'un médicament administré à très-forte dose et qui, sans l'existence de cette maladie, produirait infailliblement des résultats désastreux, POURVU QUE CE MÉDICAMENT SOIT EXACTEMENT HOMOEOPATHIQUE A LA MALADIE DONT IL S'AGIT :

2° Qu'un médicament, même à dose excessivement faible, est presque toujours, sinon même toujours suffisant pour éteindre une maladie naturelle même très-forte, pourvu, comme précédemment, que ce médicament soit exactement homœopathique à la maladie.

J'engage les médecins homœopathes ou, pour mieux

dire, les médecins de toutes les écoles à réfléchir sur ces propositions qui, selon [moi, contiennent une vérité capitale.

Peut-être trouvera-t-on que la première semble, au premier abord, justifier les partisans des fortes doses contre lesquelles protestent avec raison tous les vrais homœopathes. Il n'en est rien pourtant, comme il est aisé de le démontrer.

Oui, sans doute, *si l'on avait la certitude*, mais je dis la *certitude mathématique*, que tel médicament fût *exactement homœopathique* à tel état morbide donné, il y aurait peu d'inconvénient, je le reconnais, à prescrire ce médicament à dose élevée, pourvu toutefois qu'il ne fût point de nature à exercer sur les tissus une action chimique. Et cependant je m'empresse d'ajouter que, même en admettant la certitude dont je parle, je donnerais encore la préférence aux doses infinitésimales, convaincu que je suis, qu'à leur état brut, les substances médicinales ne possèdent jamais, à beaucoup près, la diffusibilité et par suite la promptitude d'action que développent en elles les procédés hahnemanniens de la dynamisation [1]. Celle-ci, tout en raréfiant la matière médicamenteuse, semble en

---

1. Témoin la silice, le carbonate de chaux, l'alumine et tous les sels en dissolution dans les eaux potables et qui ne sont plus, à cet état, que des substances assimilables, c'est-à-dire inoffensives, et par conséquent non médicamenteuses.

exalter la virtualité et la dégager pour ainsi dire de celle-là. Aussi, sans contester, ce qui serait absurde, les résultats heureux et quelquefois même brillants des doses massives administrées à propos, je doute fort qu'elles aient jamais produit de ces cures surprenantes, instantanées, dont j'ai rapporté plusieurs exemples [1] et que les homœopathes ont si souvent obtenues des infinitésimaux. Ce sont ces cures éclatantes, ne l'oublions jamais, qui, en dépit des préjugés, en dépit des apparences, en dépit des hommes et des choses, ont soutenu jusqu'à présent et soutiendront toujours la doctrine de Hahnemann, en ce qu'elle a de plus important, c'est-à-dire de plus vrai.

Néanmoins, là n'est pas la raison principale qui me fait repousser explicitement l'usage des doses massives. Si je les proscris, dans tous les cas ou *presque dans tous les cas*, c'est que je tiens pour impossible d'arriver, dans la pratique, à la certitude qu'exigerait leur emploi. La médecine n'est point et ne saurait être une science exacte dans la rigoureuse acception de ce mot. La perfection des moyens dont elle dispose, pour guérir ou pour soulager, est toujours subordonnée à la sagacité du médecin qui les emploie. Et qui d'entre nous est infaillible ? Ce n'est pas tout, d'ail-

1. Celui, entre autres, de ma propre guérison par la bryone à la 12me.

leurs. Il est des cas, je crois l'avoir déjà dit, où l'administration du médicament, *exactement homœopathique*, est tout simplement chose impossible, par la grande raison que ce médicament ou n'existe pas (ce qui est pourtant peu probable) ou tout au moins, ce qui revient au même, n'est pas encore connu. On comprend donc dès lors qu'il n'y a plus de motif pour que les *à peu près* dont nous sommes forcés de nous contenter, rentrent dans la loi formulée dans ma première proposition. De là que résulte-t-il ? Que des effets médicamenteux, toujours proportionnés à l'élévation de la dose, viennent immanquablement compliquer et défigurer la maladie, en supposant même qu'ils ne puissent avoir d'inconvénients plus graves ; que le médecin forcément s'égare et, toute méthode devenant désormais inutile, tombe, bon gré mal gré, dans le plus triste empirisme. « L'homœopathie avec les hautes doses, me disait un jour Pétroz, *c'est de la médecine à coups de hache !* »

Mais à quoi bon, grand Dieu ! recourir aux fortes doses, lorsque plus de quarante ans d'expérience et des faits par centaines de mille prouvent qu'on peut tout attendre des infinitésimaux ? Les aggravations qu'ils peuvent produire, sauf de rares exceptions idiosyncrasiques, sont toujours éphémères et trop faibles pour masquer les vrais symptômes de la maladie et, pour peu que le médecin n'apporte point dans sa médication une hâte inconsidérée, il est au moins certain de ne jamais perdre sa route.

Quant au choix des dilutions?... question non résolue et peut-être loin de l'être. Je me demande parfois, lorsque nous discutons sur ce sujet, si nous ne ressemblons pas à des médecins qui attacheraient une importance folle au nombre de piqûres qu'il faut faire en vaccinant pour prévenir le plus sûrement l'infection variolique : six piqûres, dirait l'un ; dix, vingt, cent... diraient d'autres, la prophylaxie n'est qu'à ce prix. « Eh ! messieurs, que le vaccin soit bon, leur dirions-nous, et une seule piqûre suffit. »

Cependant je ne prétends nullement assimiler l'action thérapeutique des infinitésimaux à l'action prophylactique du vaccin, et je tiens le choix des dilutions pour chose très-controversable, mais il faudra bien du temps encore pour que les praticiens soient fixés à cet égard. En attendant, tenons pour certain que le point capital, en thérapeutique, c'est le choix du médicament, et que, pour atteindre sûrement au but, il importe moins d'augmenter la charge que de viser juste.

FIN

TABLE DES MATIÈRES

Imprimerie L. Toinon et Cie, à Saint-Germain.